RENÉ KOCH

Lucky Lips

Überarbeitete Neuauflage 2009
ISBN 978-3-89798-229-1
© BuchVerlag für die Frau GmbH, Leipzig 2008

Ein Buch von René Koch
Organisation: Dieter Stadler, Cosmetic & Camouflage Centrum Berlin

Redaktion KROSSOVER MEDIA und Autorenteam:
Inge Mesterharm-Dähne, Christiane Braatz, Martina Wagner

Fotos: Brigitte Dummer, Gundula Krüger, Dieter Stadler, Arjay Stevens, Harry Klein, Barbara Jänichen, Harald Thierlein, Ralf Lutter, Rich Richter, Foto Purschke, Denis Reichle, Reko Press, Daniel Biskup, Astor, Estée Lauder, HSE 24, Foto Urbschat, Barbara Ellen Volkmer

Gestaltung: Catharina Ende, Leipzig
Druck/Verarbeitung: Sachsendruck Plauen GmbH
Printed in Germany

www.buchverlag-fuer-die-frau.de

René Koch

Lucky Lips

Geschichte(n) rund um den Lippenstift

Mit Pflegetipps & -tricks

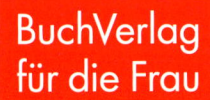
BuchVerlag für die Frau

Inhalt

Vorwort — 6
Die unbeugsame Gräfin — 8
Die unglaubliche Sarah — 10

Ein Winzling erobert die Welt

Meine Chronologie des Lippenstiftes — 13
Wenn Lippenstifte sprechen könnten… — 62
Im Reich der Sinne — 67

Küsschen, Küsschen

Prominente schenken Geburtstags-Küsse — 70
Was wäre die Kunst ohne Sammler! — 74
Rote Rosen, rote Lippen, roter Wein… — 76
Test: Sind Sie ein Kuss-Typ? — 79

Schminken & Styling

Was sich nicht ändern lässt — 82
Meine Schminkschule — 86
Jahreszeitentypologie — 90
Die universelle Stilberatung — 94
Leidenschaft und Lippenrot — 97
Viva la Diva! — 98
Rote Lippen – gesund und sinnlich — 100
Test: Welchen Charakter haben Sie? — 103
Außen rot und innen? — 104
Anklage: Zauberei und Betrug — 106
No Body is perfect — 108

Experten geben Rat

So schützen Sie die dünnste Haut! *Dr. med. Gisela Albrecht*	111
Kosmetik ist auch Gesundheit! *Dr. med Werner Voss, Dermatest*	112
Von Berlin nach Bollywood *Chemiker Arnold Langer*	114
Lippenstift und Selbstbewusstsein *Prof. Dr. Carlo Michael Sommer*	115
Volle Lippen – volles Leben *Prof. Dr. Johannes Bruck*	116
Null gibt es nicht! *Prof. Dr. med. H.-Peter Berlien*	117
Lieben und geliebt werden *Dipl.-Psychologin Renate Buffaloe*	118
Spiel mit Farben gegen das Stimmungstief	119

Make-up als Lebensgefühl

So viel Macht in zarten Händen	120
Test: Haben Sie Charisma?	124
Gleiches Recht für alle	128
Der Modehit: Mineral-Lippenstifte	131
Für die Stunden zu zweit...	132
Lippen-Couture Make-up im Trend	134
Spot on! Klare Sicht im Dunkeln	135
Mini-Make-up-Show	136
Schön für den Chatroom	137
Der sinnlichste Siegeszug um die Welt	140
Nachwort René Koch	142
Über den Autor	144

Vorwort
Roter Mund macht schmale Taille

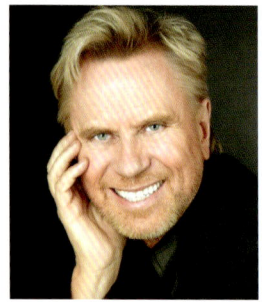

1883 erblickte in Paris der Lippenstift, wie wir ihn in seiner heutigen Form kennen, das Licht der Welt. Zwei Parfümeure aus Paris hatten den Lippenstift auf eine geniale Weise weiterentwickelt. Er war nicht mehr durch Gips gehärtet und riss die Lippen nicht mehr auf, sondern hatte durch Hirschtalg eine festere Form erhalten. Die beiden „Parfum-Mixer" stellten einige wenige ihrer teuren, selbst gefertigten Stifte (je Stück ca. 50 € nach heutigem Wert) mit dem Namen „Rhodopis Serviteur" im selben Jahr auf der „Internationalen Kolonial- und Exportausstellung" vor – einer Gemeinschaftsausstellung der Franzosen und Holländer in Amsterdam.

Mich fasziniert die historische Geschichte des Lippenstiftes schon seit über 20 Jahren. Denn in den vier Jahrzehnten meiner beruflichen Tätigkeit als Visagist erlebte ich, dass den Frauen von allen Artikeln in der dekorativen Kosmetik der Lippenstift wohl am wichtigsten erscheint. Heute steht der Lippenstift ganz oben auf den Bestsellerlisten der Wirtschaft, ist weltweit die Nummer Eins in der dekorativen Kosmetik – ein Milliardengeschäft!

Zunächst war der Lippenstift 1883 chancenlos, er rutschte ab ins bunte Rotlichtmilieu rund um den Pariser Montmartre. Erst später begann der Siegeszug dieser sinnlichen Waffe rund um die Welt. Von da an genügte es oft, nur eine Nummer oder, einer Weltsprache gleich, einen Namen zu nennen: „lip-lustre" (von Helena Rubinstein, 1920) oder „Moi Rouge", Chanel Nr. 5 (acht Jahre nach der Parfum-Creation 1921), „Rouge Baiser" (1928), „kussecht", versprach die Werbung. Das war er nicht, dafür giftig. Er wurde verboten, weil er Eosin enthielt (der Farbstoff wird aus Steinkohlenteer gewonnen, dient u.a. zum Einfärben von roter Tinte).

Natürlich hat der Stift in den jeweiligen Landessprachen seinen eigenen Namen: Rouges à lèvres (frz.), Lipstick (engl.), Lapiz de labios (span.), Rosetto (italien.), und in Russland übrigens nennt man ihn „Pomado", so dass es wie „Pomade" klingt und an die uralte Zeit der roten Lippenpomade in den Tiegeln und Döschen erinnert.

Befördert durch Fotografie, Film und Fernsehen setzte der Lippenstift mit seinen Protagonistinnen Trends und wurde so auch zum Spiegelbild der neuen Eva auf ihrem langen Weg in die Berufstätigkeit, in ein selbst bestimmtes Leben.

Aber ich habe ja nicht nur die Schatztruhe meiner Sammlung für Sie geöffnet. Ich möchte Ihnen hier, liebe Leserinnen (und Leser), den ganz praktischen Erfahrungsschatz aus meinem jahrzehntelangen Beruf preisgeben. Das Ziel der Menschen war und ist: „Wie mache ich mehr aus mir, wie sehe ich besser aus, habe mehr Erfolg, beruflich und privat?"

Immer wieder habe ich festgestellt, dass Frauen – im Gegensatz zu Männern – ob prominent oder nicht prominent, so viel kritischer mit sich selbst sind. Jedoch „No Body is perfect". Erst Charme, Ausstrahlung, Souveränität und später auch Lebensklugheit und Format machen eine Frau begehrenswert. Das gilt gleichermaßen für Männer, die sich langfristig auch nicht nur über Auto, Uhr, Handy und Designer-Jackett definieren können.

Jedoch gibt es Regeln, die den optischen Eindruck verbessern. Gewusst wie! So rate ich z. B. manchmal meinen Klientinnen mit ein wenig mehr Rundungen: „Legen Sie etwas mehr Rot auf Ihre Lippen, und man wird auf Ihren Mund, in Ihr Gesicht schauen. Denn: Lippenrot macht eine schmale Taille".

Mit diesem kleinen Trick, meinen vielen Tipps, den Infos der Experten, den Exponaten aus meiner Sammlung – einem historischen Bilderbogen gleich – halten Sie einen unterhaltsamen Ratgeber in Ihrer Hand.

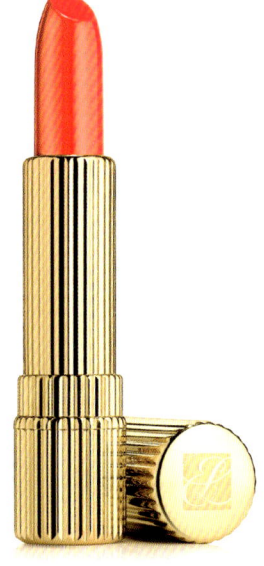

*Eleganter Lippenstift
von Estée Lauder*

Ihr René Koch

Die unbeugsame Gräfin
Einst bewundert, dann vergessen

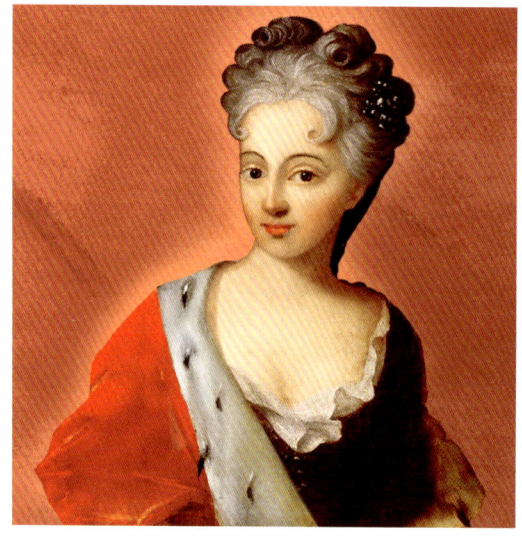

"Die Cosel" – schön, klug, talentiert und viel bewundert und in allen Verführungskünsten eine Meisterin. Die Geheimnisse ihres bezaubernden Aussehens behielt sie für sich. Aber dass gekonnte Maquillage (das Make-up der Barockzeit) und verführerisches Lippenrot dazu gehörten, wissen wir. Runde rosige Wangen und jugendfrische Haut – woher auch immer – waren ein Muss.

Sie war schön, reizvoll, für ein Mädchen in der Barockzeit umfassend gebildet. Sie hatte gesellschaftlichen Schliff, konnte mehrere Sprachen, reiten, schießen und sogar das Bier brauen: Anna Constantia (1680-1765) aus dem Adelsgeschlecht derer von Brockdorff (Holstein). Die spätere „Reichsgräfin Cosel" war charmant, maßlos und unbeugsam, sie redete sich um Kopf und Spitzenkragen, stieg steil hoch und fiel tief hinab. Von 1704-1713 leuchtete ihr Stern am Sachsenhimmel als offizielle Mätresse (en titre) des Landesherrn Friedrich August. In Depenau, heute Ortsteil von Stolpe (Holstein), wuchs sie auf, in der sächsischen Festung Burg Stolpen beendete sie ihr Leben. Sie bezahlte neun Jahre Glück, Liebe und Macht mit 52 Jahren Gefangenschaft.

Zunächst hatte August sie „nur" aus Dresden verbannt, auf Schloss Pillnitz, das er ihr in frisch verliebten Zeiten geschenkt hatte. Von dort flüchtete sie nach Berlin, aber die Preußen lieferten sie aus, und August ließ sie als Landesverräterin auf die Festung bringen. August hatte seine Ex-Geliebte enteignet, ihr Weinberg, Schloss, Schmuck und das für sie erbaute Taschenbergpalais in Dresden abgenommen.

Die drei Kinder, die Anna Constantia ihm während der Liaison geboren hatte, erzog und versorgte er standesgemäß. Sie wuchsen bei den Großeltern mütterlicherseits in Holstein auf, sie trugen den Namen von Cosel. Graf Wackerbarth, Freund und Minister des Kurfürsten August, hatte zu Beginn der Liebesbeziehung die Verhandlungen für den Reichsgrafen-Titel (nach einer Ortschaft an der Oder) eingeleitet. Als die Cosel ihm aus der Haft einen Brief schrieb, antwortete er nicht.

Die Gründe für die Unerbittlichkeit von August: Nach der ersten Leidenschaft mischte sich Constantia in seine politischen Geschäfte, kritisierte ihn und trieb ihr eigenes Macht-Spiel am Hofe. Sie zog sich Feinde zu. Dabei hatte sie sich anfangs so klug verhalten. Denn bevor sie mit dem verliebten August in die königlichen Federn stieg, setzte sie die Scheidung von ihrem Ehemann Adolph Magnus von Hoym, Direktor der sächsischen Sondersteuer-Behörde, durch. Sie wollte nicht mit seiner Mätresse unter einem gemeinsamen Dach in Dresden leben. Nach früheren Moralvorstellungen war es für die obere Klasse keine Schande, eine Mätresse zu sein oder eine zu haben, aber nur mit räumlicher Distanz. Nun bestand die Cosel auf ein schriftliches Heiratsversprechen von August und die Erbfolge.

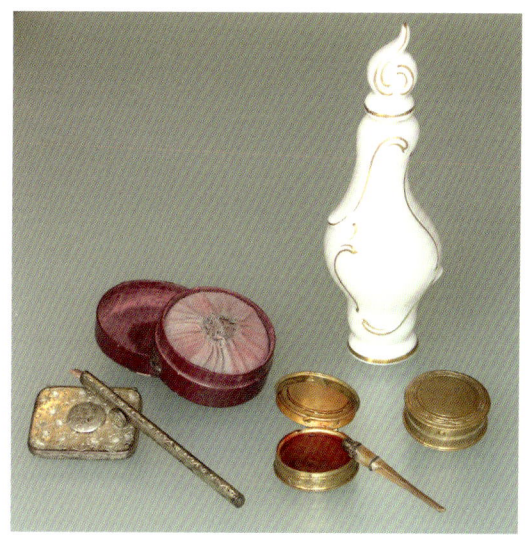

August der Starke (1670-1733) war für damalige Verhältnisse groß (1,76 m), gut aussehend, kein Kostverächter, ein „Lendenstarker". Allerdings hatte er von den zehn offiziellen Mätressen nur acht Kinder (statt der ihm angedichteten 345). Aus seiner rechtlichen Ehe mit Christiane Eberhardine, Prinzessin von Brandenburg-Bayreuth, stammte ein Sohn, später sein Thron-Nachfolger.

Trotz der Rivalität zwischen Ehefrau und Geliebter waren beide später empört über den berechnenden Wechsel Augusts vom Protestantismus zum Katholizismus. Denn Sachsens starker Mann, der sich schon einmal die Königskrone von Polen erobert - und verloren hatte, wollte diesmal mehr auf diplomatischem Weg wieder König im katholischen Polen werden. So liebäugelte er auch bereits mit einer schönen, sanften Polin als neue Mätresse. In dieses politische Machtspiel passte das schriftliche Eheversprechen nun nicht mehr, das er einst der Cosel gegeben hatte. August wollte das Dokument zurückhaben. Aber das befand sich in Berlin, bei Constantias Cousin...

Die unbeugsame Gräfin hatte sich in ihr Schicksal zu ergeben, musste auf der Burg Stolpen warten, bis der Tod sie mit 85 Jahren erlöste. Ein tragisches Schicksal, das die schöne Cosel mit manch anderer Mätresse teilte – lesen Sie weiter auf Seite 97.

In kunstvollen Döschen je nach Zeitgeschmack, wie hier im Barock, wurde die rote Lippenpomade aufbewahrt. Das Lippenrot – ein erotisches Signal – war seinerzeit Hetären, Kurtisanen, Mätressen vorbehalten. Später dann zeigten Künstlerinnen und Schauspielerinnen „Farbe". Die Diven der Neuzeit erkannten schon früh die Potenzen des Lippenstiftes

Die unglaubliche Sarah
Eine Diva schwört auf den Liebesstift

1883, Paris, Theatergarderobe: Diva Sarah Bernhardt erkannte auf Anhieb die innovative Antwort auf die bisher genutzten Lippenpomaden und auf den vor einigen Jahren als Neuheit angepriesenen gipsharten Stift. Die Schauspielerin war entzückt von dem neuen festen und doch sanften roten „Wicht". Mit einem Blick auf die phallusartige Form taufte sie ihn lächelnd auf den treffenden Namen „Stylo d'amour" (Liebesstift). Doch für die Damenwelt, für die jungen Mädchen aus braven Häusern hatten Stift und Name Hautgout. Daran änderte zunächst auch die Empfehlung der berühmten Diva nichts.

Henriette Rosine Bernard (1844-1923) war zwar nicht standesgemäß, aber von einer allein erziehenden Mutter in ein gutes Leben hinein geboren worden. Die Mutter lebte von der Gunst vermögender Freunde, ihren Liebhabern. Tochter Sarah gab sie nach ihrer Geburt zu einer Amme, später in eine Klosterschule. Die Gönner der Mama bezahlten. Einer der Freunde finanzierte später auch die Schauspielausbildung, stellte erste Weichen für ein Theaterengagement und riet dem jungen Talent, sich einen Künstlernamen zuzulegen: So wurde aus Henriette Rosine Bernard die Sarah Bernhardt.

Zunächst war der Erfolg der kapriziösen kleinen (1,60 m) Jungschauspielerin Sarah Bernhardt nur mäßig. Doch er stellte sich ein. Sie spielte Gegenwartsautoren und Klassiker, z. B. Shakespeares „Hamlet" in Männerkleidung. Sie schlüpfte nicht nur in ein Kostüm, ihre Gesten, ihr Gang, ihr gesamtes Auftreten wurden von ihr männlich geformt, so wie sie später auch die Rolle des „Herzog von Reichstadt" ablieferte. Aber ebenso verblüffend gut spielte sie auch die berührend zerbrechliche „Kameliendame", ebenfalls eine ihrer Paraderollen. Das Publikum war fasziniert ob dieser Bandbreite. Sarah feierte Triumphe mit ihrem unvergleichlichen Spiel und ihrem besonderen Timbre, ihrer Goldenen Stimme (Voix d'or).

Sie galt als eine Magierin, war der unangefochtene Star, eroberte die Weltbühnen in Europa, Amerika, Australien. Erst später musste sie sich mit der 14 Jahre jüngeren Eleonora Duse den ersten Rang auf der Berühmtheitsskala französischer Schauspielerinnen des 19. Jh. teilen.

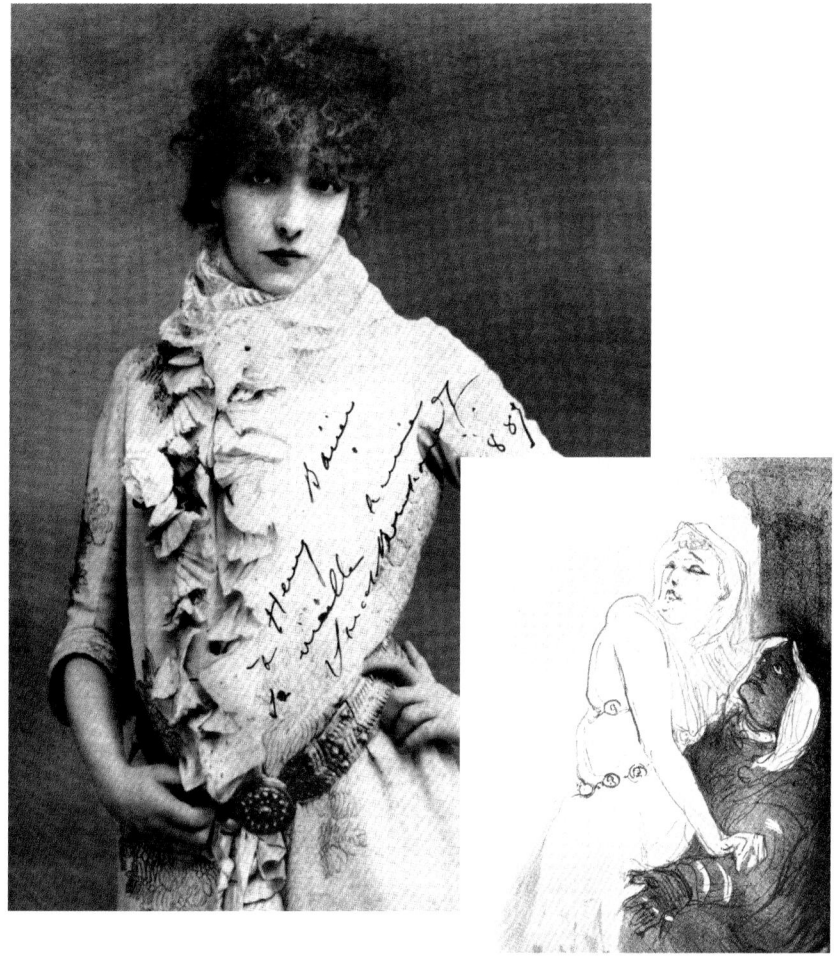

Sarah Bernhardt: Sie zog Künstler aller Couleur an, wie z. B. die Dichter Emile Zola („Nana") und Victor Hugo („Der Glöckner von Nôtre Dame"), die genau wie Oscar Wilde Theaterstücke für sie schrieben. 1906 erhielt Sarah eine Professur am Pariser Konservatorium, 1914 wurde sie Mitglied der französischen Ehrenlegion.

Der französische Maler Toulouse-Lautrec (1864-1901) malte die Schauspielerin in ihrer Rolle als Phädra.

Sarah war eine unangepasste Frau, privat wie beruflich. Sie erstaunte ihre Zeitgenossen mit exzentrischen Unternehmungen, verzankte sich mit Regisseuren, schrieb aus Wut, aber durchaus erfolgreich, eigene Stücke, ging auf Tournee um die halbe Welt. Nur um Berlin machte die patriotische Französin lange einen großen Bogen. Sie konnte es nicht vergessen, dass die Deutschen die Franzosen im Krieg 1870/71 besiegt hatten und nach dem Frieden zu Frankfurt am Main 1871 Elsass-Lothringen erhielten.

Erst im neuen Jahrhundert hatte die Bernhardt ihr feindliches Gefühl gegenüber Deutschland überwunden. Außerdem war Berlin in aller Munde, galt als „Kultur-Hauptstadt" mit einer bereits experimentierfreudigen Kunst- und Theaterszene. Am 26. Oktober 1902 war es dann soweit: Die große Sarah, nunmehr 58 Jahre alt, kam für ein Gastspiel an die Spree. Im Schauspielhaus gab sie ihren berühmten „Hamlet", spielte die „Phädra" und „Fedora". Der Applaus war groß, die Fans feierten „ihre Sarah".

Als der Bayrische Rundfunk den Film „Die Kunst des schönen Scheins" über mein Leben auch in Paris drehte, besuchte ich das Grab von Sarah Bernhardt auf dem berühmten Friedhof Père Lachaise.

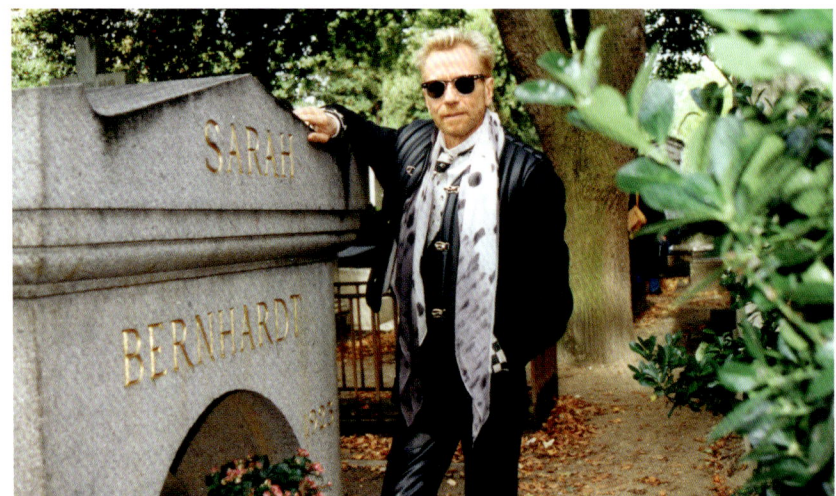

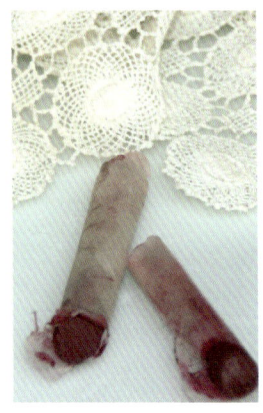

„Saucisse" (Würstchen) wurde der kleine Winzling genannt, der in Seidenpapier gehüllt war und vor/nach jeder Anwendung aus- oder eingewickelt werden mußte.

Privat hatte die Bernhardt in ihrem Leben kein so glückliches Händchen wie in ihrem Beruf: Den (adligen) Mann ihres Herzens durfte sie aus Standesgründen nicht heiraten, die spätere Ehe mit einem viel jüngeren Mann ging in die Brüche.

Als Spät-Folge einer Knieverletzung musste ihr 1915 das rechte Bein unterhalb der Hüfte amputiert werden. Ein mühsames Leben begann zwischen Rollstuhl und einer Prothese. Trotzdem stand sie weiter auf der Bühne.

Das neue Filmbusiness, die Techniken, die heißen Lampen in den Studios, das ganze Drumherum gingen ihr gegen den Strich. Es gibt einige wenige Stummfilme von ihr, so auch ihre Paraderolle „Die Kameliendame" (1911). Und bei diesen Dreharbeiten befand sie knallhart: „Keine Maskenbildner!" Aufreizend zückte sie die Puderdose und ihren „Stylo d'amour", selbst ist die Frau! Wer sie von der Bühne kannte, schmunzelte nur über die selbstbewusste Perfektionistin.

Sie starb 1923 im Alter von 79 Jahren und wurde auf dem Friedhof Père Lachaise im Osten von Paris beerdigt. 30.000 Menschen gaben ihr das letzte Geleit. Das Leben der Sarah Bernhardt wurde 1976 mit Glenda Jackson in der Titelrolle „The Incredible Sarah" verfilmt. Die unglaubliche Sarah, ja, das war sie!

Ein Winzling erobert die Welt

Meine Chronologie des Lippenstiftes

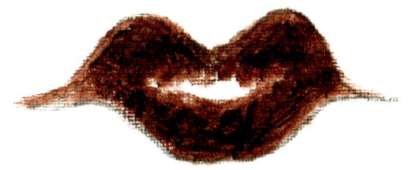

STUMMFILM – ZEIT
Ca. Anfang 20. Jahrhundert bis 20er Jahre

Der Lippenstift kommt bei Künstlerinnen durch den Film mehr und mehr in Mode, jedoch nicht bei den Bürgerfrauen. Lippenstift-Reklame ist nämlich noch verboten. Später tanzt die Welt Charleston und die Frauen tragen den entsprechenden Look: Bubikopf und Wasserwelle, weiß gepuderten Teint, dunkel umrandete Augen und einen klein geschminkten Mund in schwärzlichem Brombeerrot oder Granatrot. Im Angebot die ersten Kompaktpuderdosen mit Spieluhr und integriertem Lippenstift als Set. Das Lippenherz, der sogenannte Amorbogen, ist extrem geschwungen ausgemalt, deshalb nennt man diese Form auch „Bienenstich-Mund".

*Die Stars in dieser Zeit:
Pola Negri, Asta Nielsen, Clara Bow,
Josephine Baker, Gloria Swanson,
Mary Pickford, Mae Murray und die
Schwestern Lillian und Dorothy Gish*

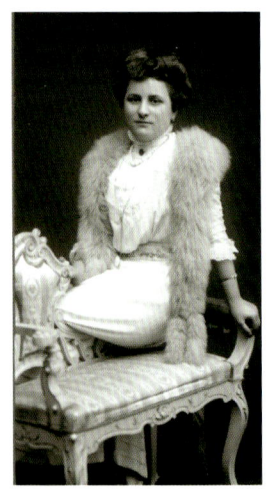

1883

beginnt die „Zeitrechnung" des Lippenstiftes (davor gab es zwar rote Lippenpomade, aber noch nicht als Stift gehärtet). Der rote Farbstoff wird in dieser Zeit hauptsächlich aus „Cochenille", der mexikanischen Schildlaus, gewonnen. Später wurden die Tiere in Deutschland seziert, um den Farbstoff (Alizarin) synthetisch herstellen zu können.

1892

Toulouse-Lautrec präsentiert in Paris sein Gemälde „Moulin Rouge". Die bürgerliche Frau rümpfte das feine Näschen: über grell geschminkte Schauspielerinnen, Tänzerinnen, leichte Mädchen.

Die großbürgerlichen Damen waren dem Lippenstift gegenüber sehr skeptisch eingestellt.

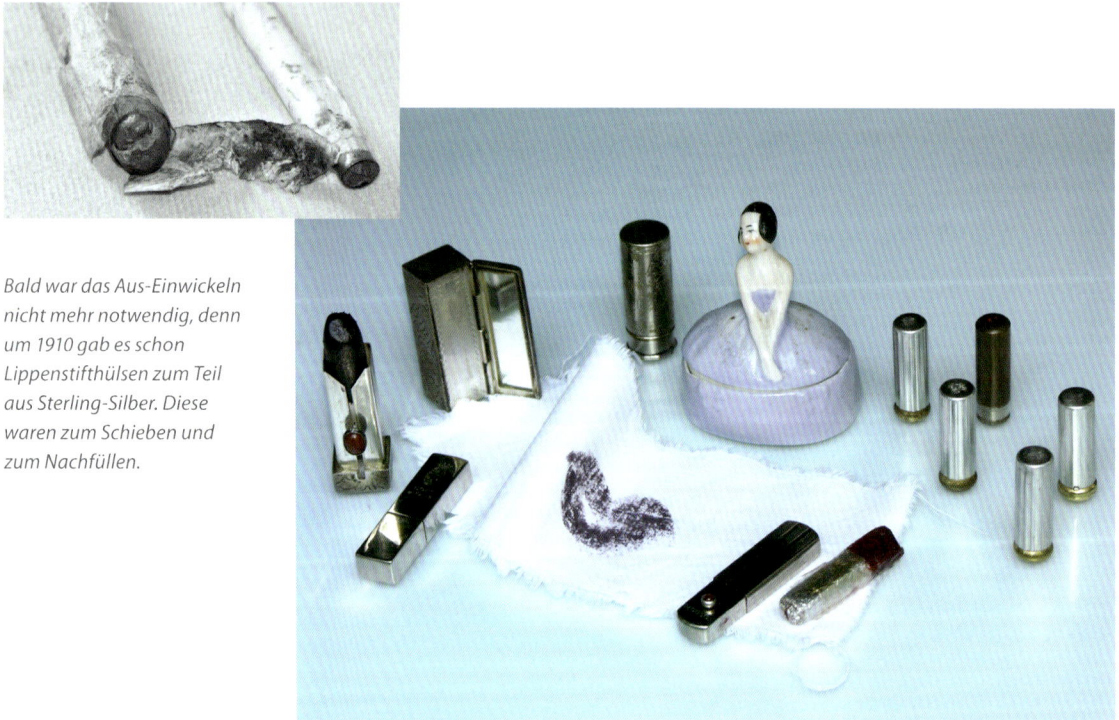

Bald war das Aus-Einwickeln nicht mehr notwendig, denn um 1910 gab es schon Lippenstifthülsen zum Teil aus Sterling-Silber. Diese waren zum Schieben und zum Nachfüllen.

Um 1900

Berühmte Schauspieler und Schauspielerinnen wie Mary Pickford beteiligen sich an Werbekampagnen für die Berliner Puder- und Schminkenfabrik Leichner (Gründer Theatermäzen Ludwig Leichner, 1873).

1908

Die Tiller-Girls aus USA bringen ihr berühmtes Ballett nach Europa. Dieser exakte Gruppentanz als Vorbild ist heute noch das Highlight im Berliner Friedrichstadtpalast.

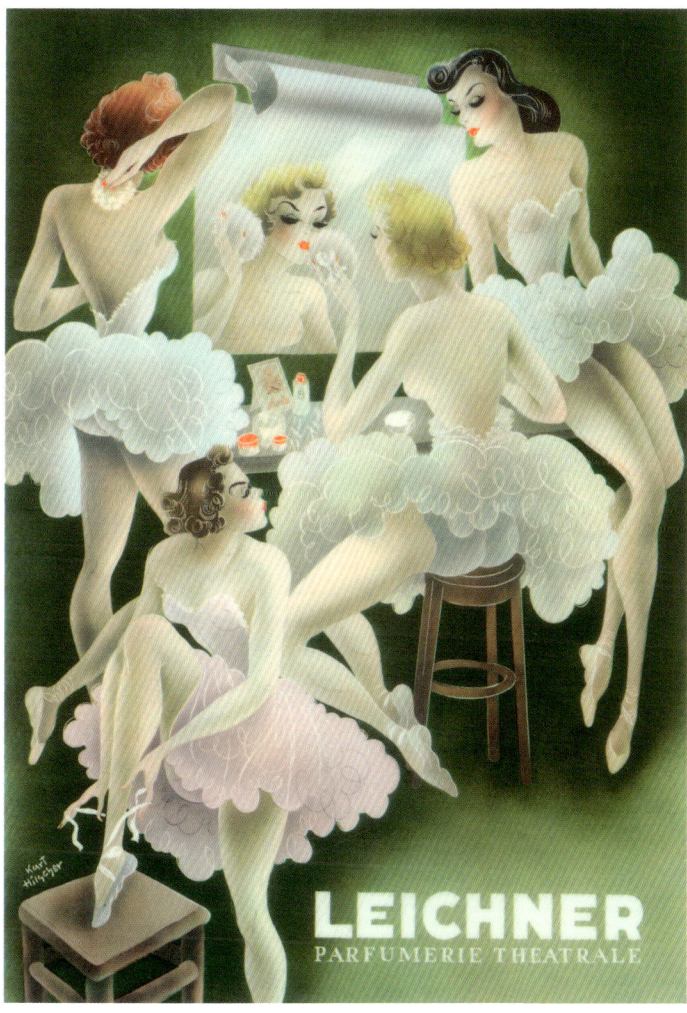

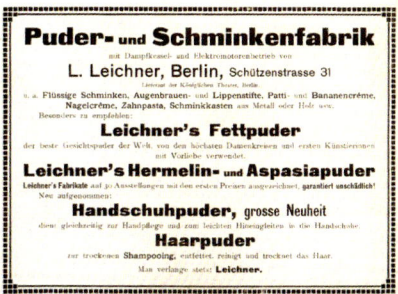

Nur versteckt konnte in dieser Zeit Lippenstift-Werbung in einer Anzeige gemacht werden. Erst später wurden in Verbindung mit Puder die rot geschminkten Lippen in der Werbung eingesetzt.

Bemalte emaillierte Puderdose mit integriertem Lippenstift an der Seite (ca. 1910)

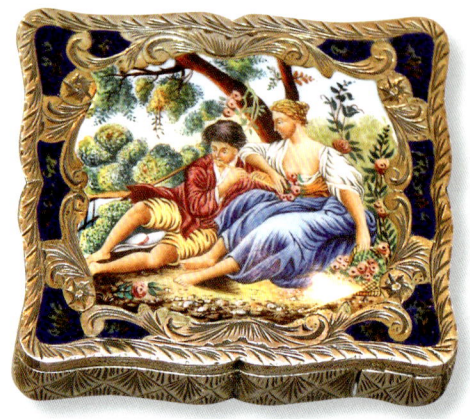

*Ca. 1915:
Der Lippenstift wurde nur in kleinen Stückzahlen produziert. Dafür gab es spezielle Lippenstift-Handpressen, in die die rote Masse eingefüllt wurde. Nach dem Erkalten wurde diese in einzelne Hülsen gesetzt, die bereits unterschiedlich verzierte Formen hatten (mit und ohne Schiebetechnik).*

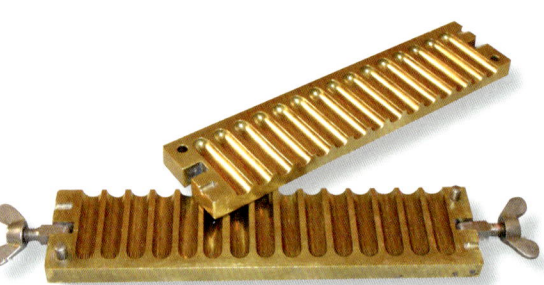

*Unten:
Runder Spiegel mit Puderfach auf der Rückseite, Spieluhr und Lippenstift im Handgriff. Für den Toilette-Tisch der eleganten Dame gab es komplette Sets mit Kamm, Puderfach für losen Puder und Lippenstift, sogar aus Sterling-Silber (ca. 1915).*

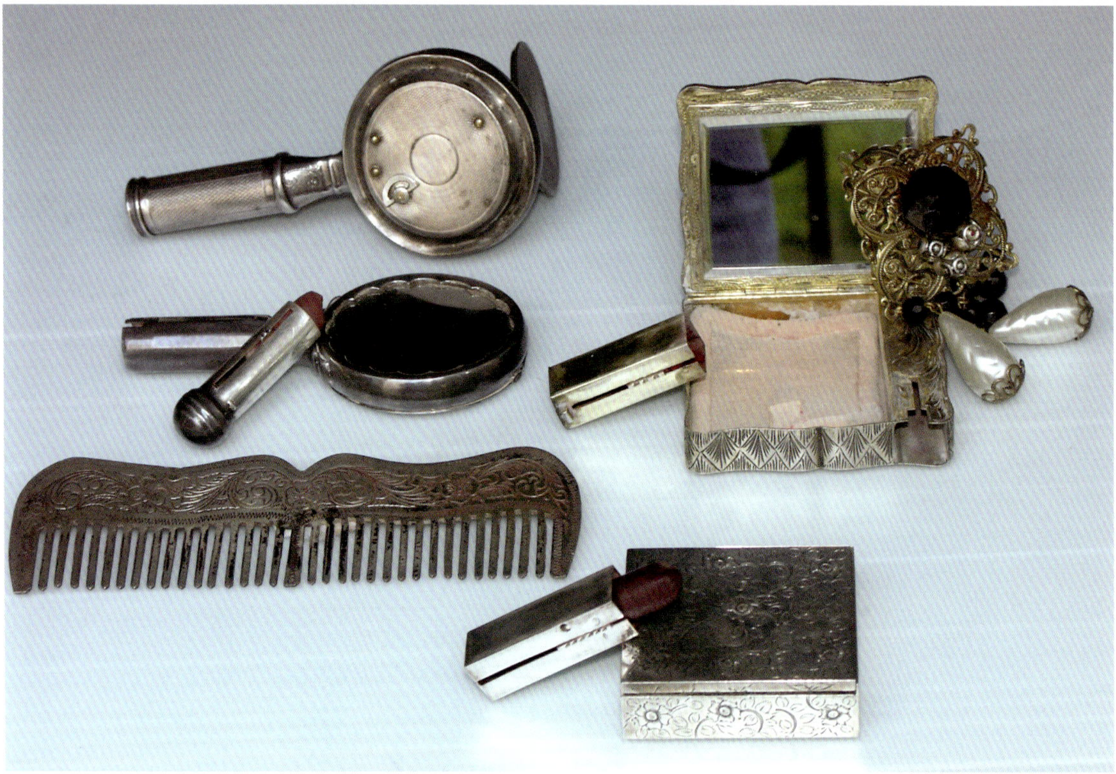

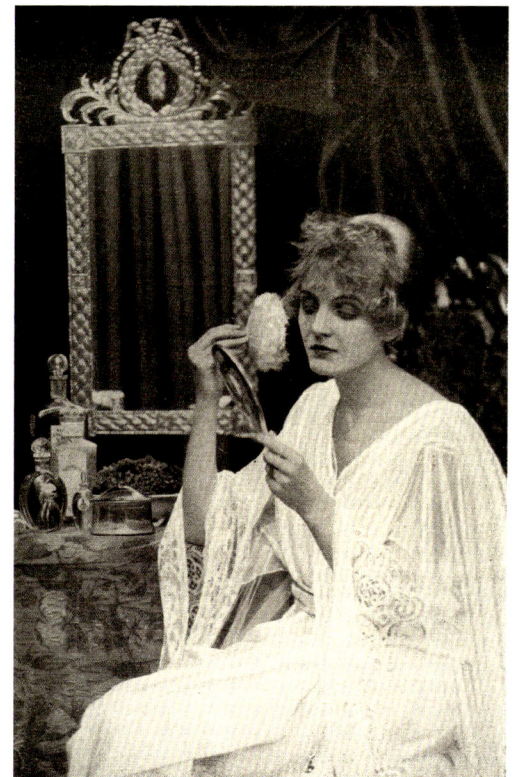

Die Schauspielerin Irmgard Bernd vor ihrem Toilettentisch.

Die Dame von Welt hatte selbstverständlich in ihrem Boudoir einen Frisiertisch für ihre tägliche „Toilette".
Zu den Accessoires gehörten Spiegel, Kamm, Haarbürste, Parfümflakons, Puderquaste und Lippenstift.

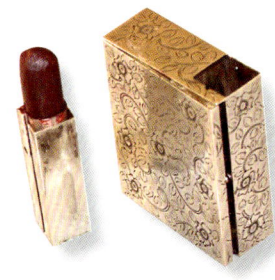

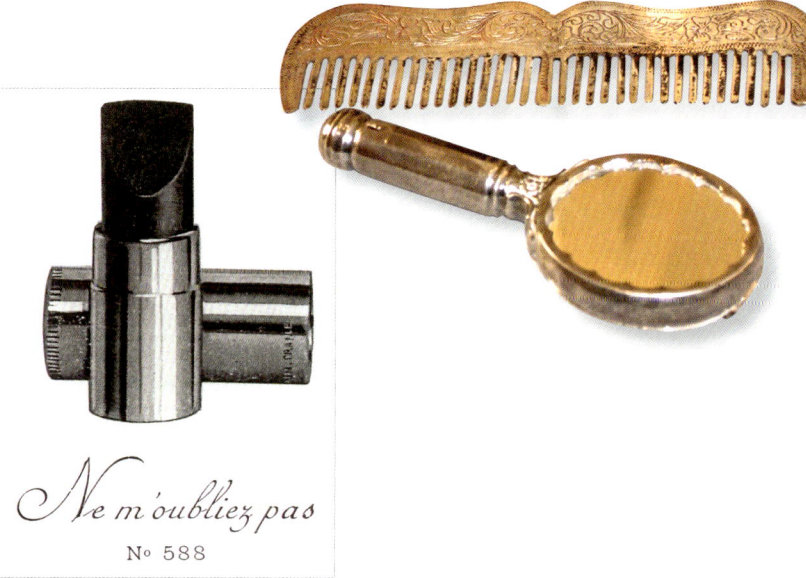

Seit 1910
kauft die adlige Klientel in Europa die sündhaft teuren Produkte aus Paris von Guerlain. Die Lippenstifte haben bereits vergoldete Hülsen, die mit einer Druckvorrichtung ausgestattet sind wie z. B. beim „Ne m'oubliez pas" (Vergessen Sie mich nicht).

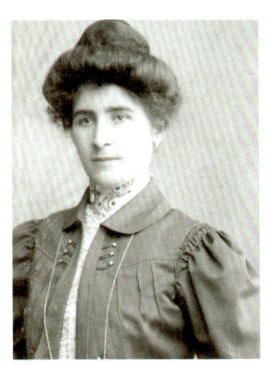

Die Suffragetten setzten im Gegensatz zu den emanzipierten Frauen der 60er Jahre bewusst den Lippenstift als Kampfmittel bei ihren Demonstrationen ein.

1912

Sie malen ihre Münder groß und rot an, demonstrieren lautstark in London für mehr Rechte: Die Suffragetten-Bewegung mit ihrem „zivilen Ungehorsam" wird von Männern böse kritisiert als Emanzen und Blaustrümpfe. Aber die Frauen lassen sich nicht mehr „mundtot" machen.

Der Büstenhalter ist erfunden (Hautana).

Coco Chanel (1883-1971), die bekannteste französische Modeschöpferin, beschäftigt schon 300 Näherinnen (1936 rund 4.000 Angestellte). Ihr Modestil, das „Kleine Schwarze", das berühmte Kostüm aus Tweedstoff, die „Chanel-Ketten", avanciert weltweit zum Standard für gut angezogene Frauen. 1921 kreiert sie das erste Parfum aus synthetischen Komponenten: „Chanel N° 5". „Moi Rouge" nennt Mademoiselle Chanel ihren ersten Lippenstift, der eigens für sie entworfen wurde: Signalrot! Heute wieder ein Verkaufshit.

In dieser Zeit wird in den USA der moderne Lippenstift in einer Metallhülse gefertigt und wird so für die Masse erschwinglich (Scovil Manufactoring Company of Connecticut). Es wird noch eine Weile dauern, bis er nach Europa kommt.

1919

Nach dem Ende des Ersten Weltkrieges bezaubert der französische Beauty-Experte Charles Jundt mit seinem neuen Schönheitskonzept New York. Er eröffnet im noblen Ritz-Hotel einen kombinierten Friseur- und Kosmetiksalon, frisiert 1926 den „Garçon"-Schnitt (Bubikopf) für die Frauen, erfindet die Puder-Bar, wo handgemischter Puder auf den Hautton abgestimmt werden kann mit passenden Lippenstiften.

„Charles of the Ritz" erobert Amerika, später auch Europa mit dem Werbeslogan „Ein Name, der auf den Lippen bleibt".

Bei der UFA, der deutschen Film- und Traumfabrik, gelten Stummfilmstars wie Pola Negri und Asta Nielsen als Vorbilder für Lippenform und -farbe. Selbst Lippenschablonen werden angeboten, um den Mund des Idols exakt nachmalen zu können. Es gibt den Amorbogen à la Clara Bow, die Vamp-Lippen von Theda Bara oder den Bienenstich-Mund von Mae Murray.

Der Lippenstift wird nicht nur salonfähig, sondern auch „filmreif". Und weil die heißen Studiolampen das Make-up zum Zerfließen bringen, überschminkt Max Factor die Münder der Hollywood-Stars vorher mit Teint-Farbe und Fettschminke, anschließend wird abgepudert und damit verfestigt. Letzter Schrei: Auf die Lippen wird ein winziger Kussmund aufgemalt.

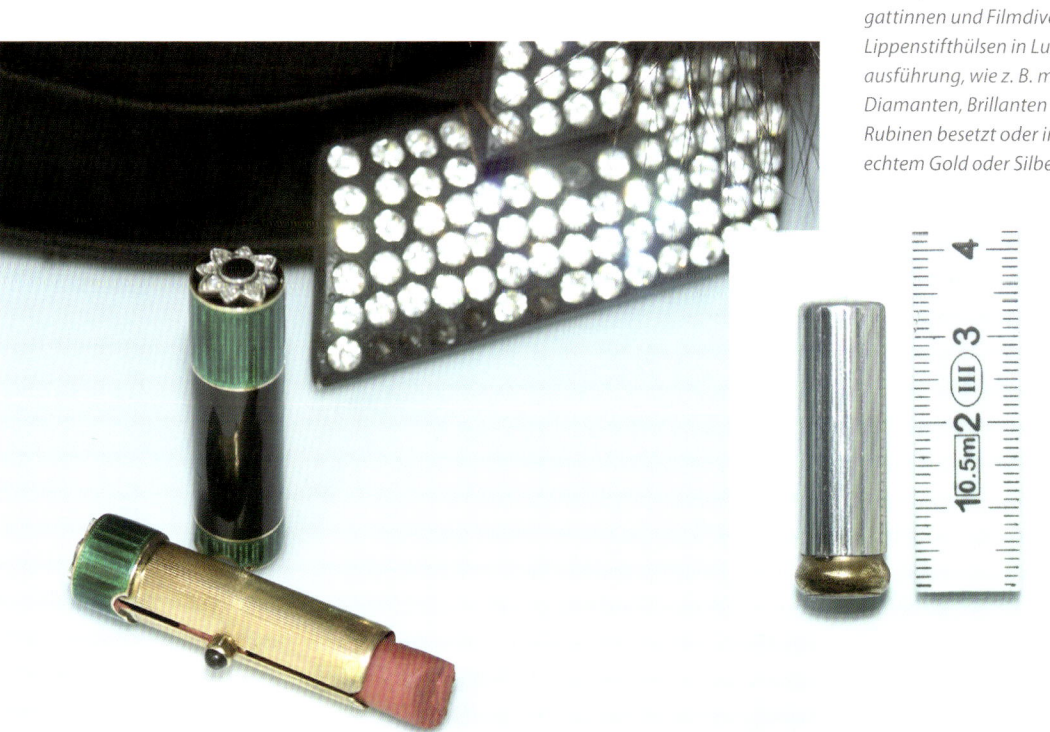

Längst gab es für adlige Frauen, Industriellengattinnen und Filmdiven Lippenstifthülsen in Luxusausführung, wie z. B. mit Diamanten, Brillanten und Rubinen besetzt oder in echtem Gold oder Silber.

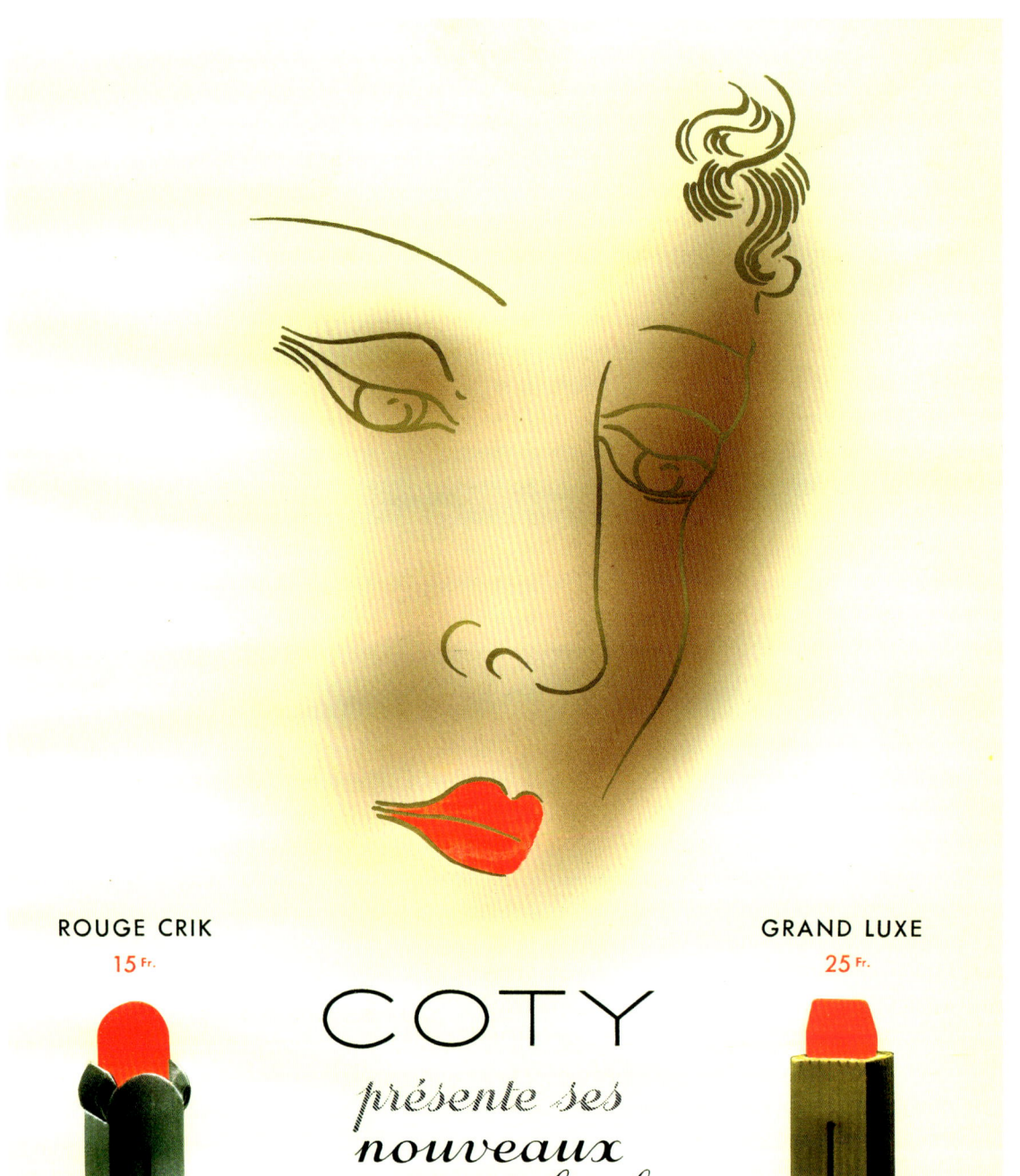

Ab 1920

Die „Backfische" (Teenager, Kids) schneiden ihre Zöpfe ab, Mutter den „Dutt". Der „Bubikopf" wird auch in Deutschland zum Modehit.

Mit dem Lippenstift ihrer Töchter haben die bürgerlichen Mütter noch ihre Probleme. Die Stifte werden auf Seifenbasis hergestellt, hinterlassen Spuren auf Tassen und Gläsern. Die Töchter schminken sich heimlich.

Helena Rubinstein bringt ihren „Lip-Lustre" in New York preiswert auf den Markt und acht Jahre später den ersten Lippenstift mit Sonnenschutz.

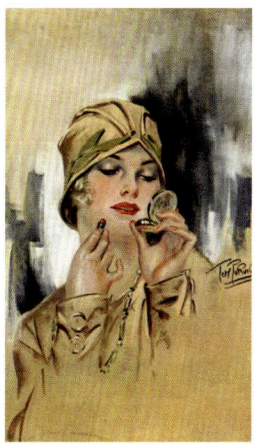

1921

Die Berliner „Scala" wird eröffnet. Der Slogan, auch in den U-Bahnen: „...und abends in die Scala!"

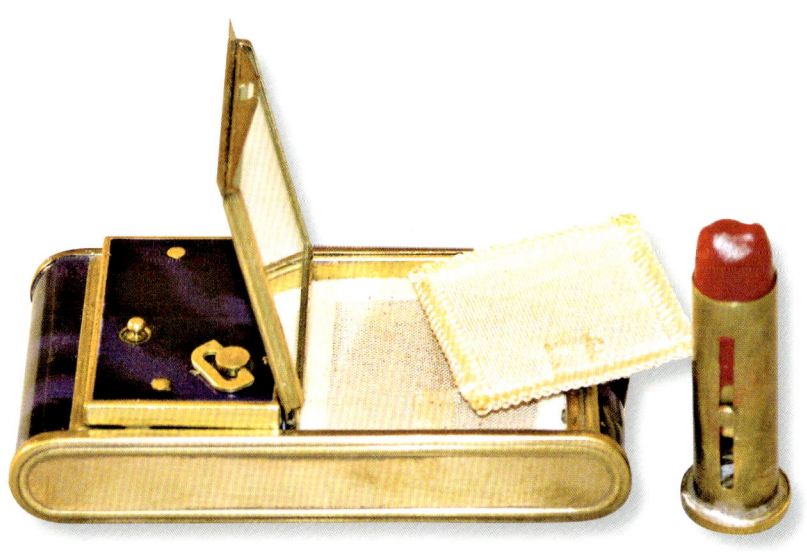

Raffinierter Luxus: Emaillierte Puderdose mit integriertem Lippenstift, Spieluhr und Zigarettenetui auf der Rückseite.

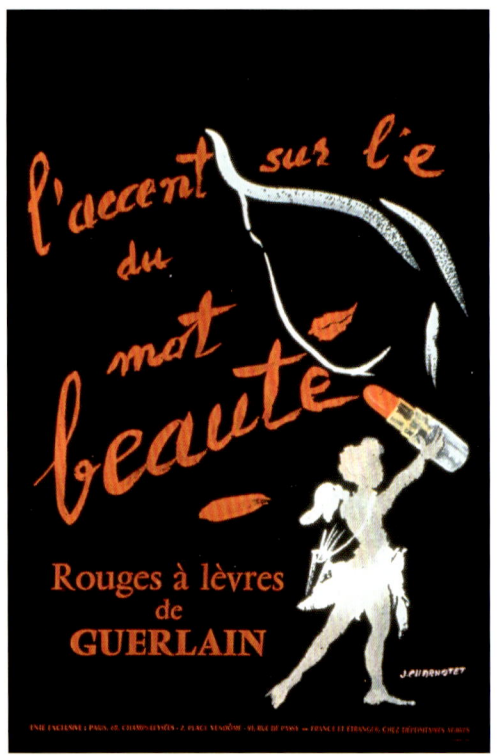

Der französische Parfümhersteller Guerlain wirbt für Luxuslippenstifte auf kunstvollen Plakaten.

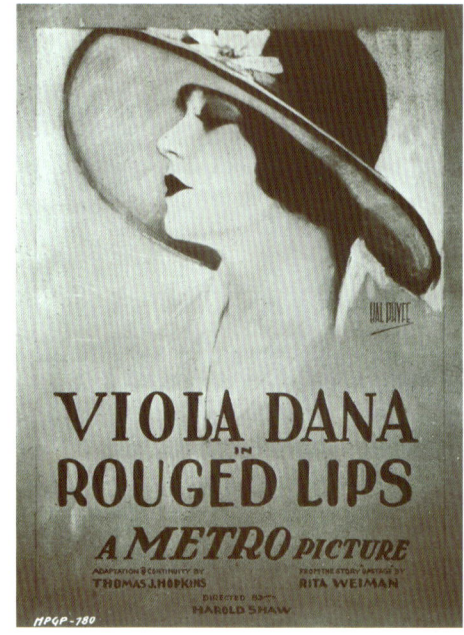

Jetzt locken sogar Hollywood-Filme mit „Rouged-Lips" die Frauen ins Kino.

Die konservative Frau benutzt Klapp-Spiegel mit Puderfach und Lippenstift, der im Handgriff untergebracht ist.

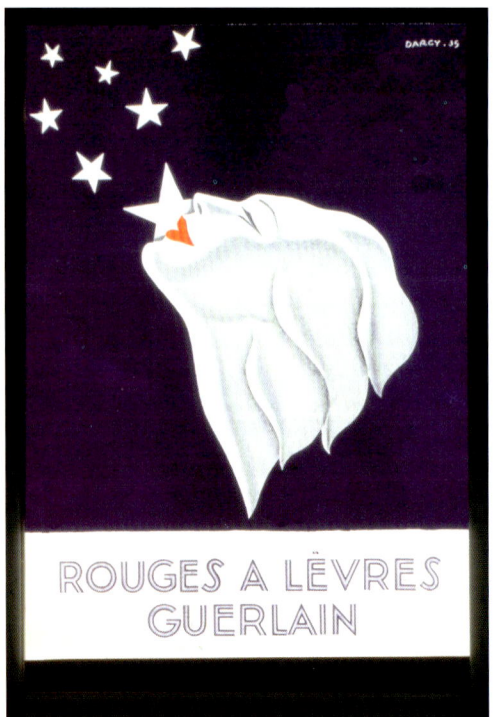

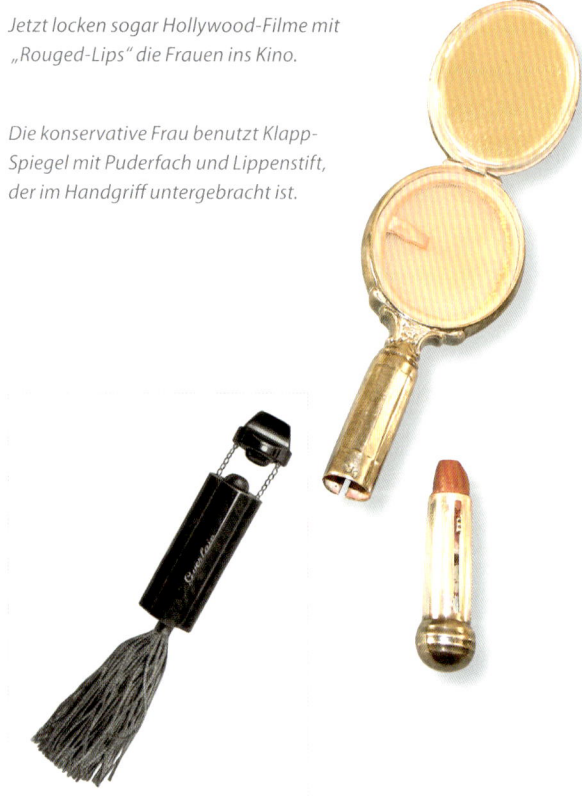

Guerlain präsentiert den Lippenstift „Rouge d'Enfer", bei dem die Farbmasse durch eine Bommel in die Hülse zurückgeschoben werden kann.

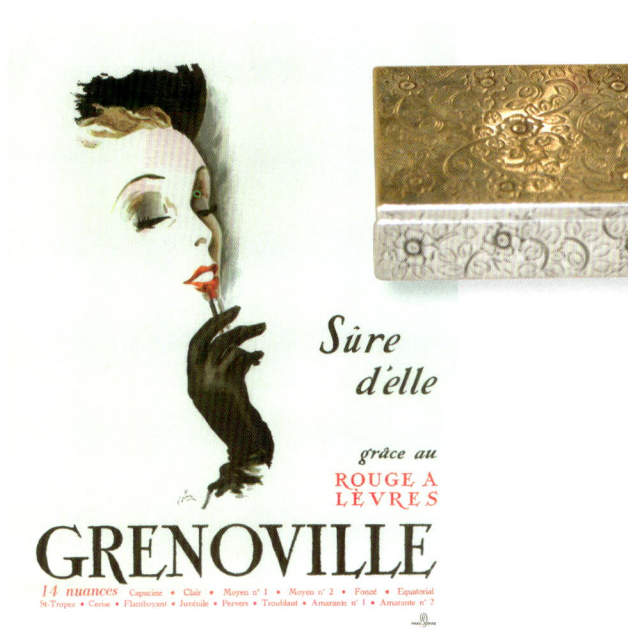

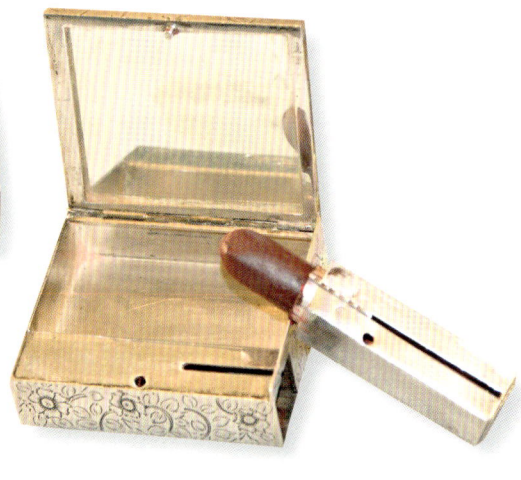

Der Lippenstift wird in Frauengazetten und Magazinen beworben. Die Kosmetikindustrie erkennt die Frauen als Konsumentinnen.

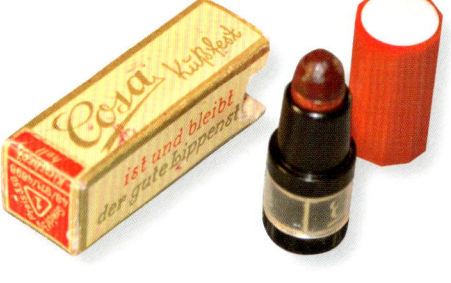

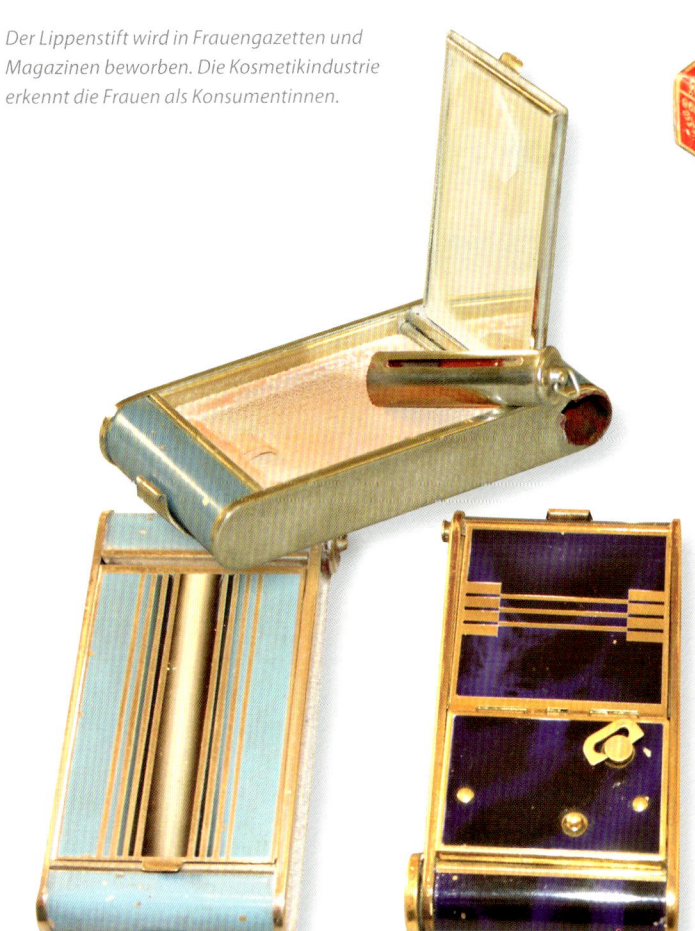

Mittlerweile gibt es eine Vielfalt im Lippenstift-Angebot: Lippenstift-Sets mit Puderfach mit vielen unterschiedlichen Ornamenten im „Art-Deco-Look" oder im „Orientteppich-Stil", aber auch Lippenstifte mit Edel- und Halbedelsteinen. Also Luxus pur, der bereits als kussfest propagiert wird.

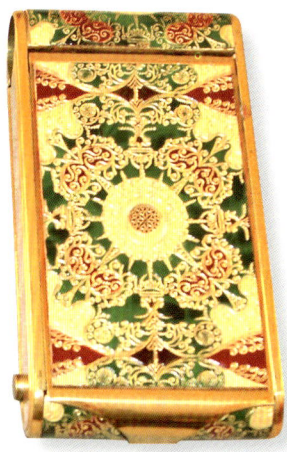

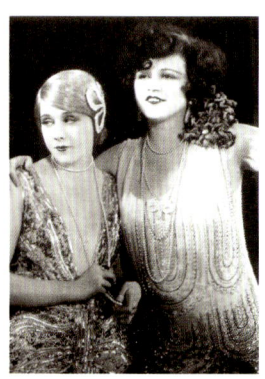

Die Schauspielerinnen Anny Ondra (Frau von Boxer Max Schmeling) und Hanni Weisse (rechts) im Look der 20er

1926

Traum vieler hübscher Mädels: Sie wollen zum Film, stehen Schlange in Babelsberg vor den Türen des neuen UFA-Film-Imperiums, sie wollen eine Rolle als Komparsin.

Absoluter Schwarm: Rudolph Valentino („Die Kameliendame", „Der Sohn des Scheichs"). Mit dem Tonfilm endet seine Karriere, wie die vieler anderer Stars in Europa und Amerika. Der Tonfilm brauchte neue Stars mit ausgebildeten Mikro-Stimmen.

Die Mädchen schminken sich „süß und verrucht" einen roten Mund und dunkel umrandete Augen und lassen sich die „brandneue" Dauerwelle machen.

Die Berliner Firma Leichner wirbt in Zeitungsannoncen für den Lippenstift „Carmine à la Rose" und später für den „fein parfümierten" Lippenstift „Leichner 1003", der eine Reichsmark kostet. Er ist mit einer Hand zu bedienen und wird als „das unentbehrliche Requisit auf dem Toilettentisch und in der Handtasche der eleganten Frau" bezeichnet. Leichner gibt erste gedruckte Schminkanleitungen heraus.

1927

Die Chansonetten in Cabarets und Variétés nehmen Zeitthemen auf, wie Claire Waldoff die ersten Schönheitsoperationen: „Ick lass mir meine Neese nich verpatzen, nich für Emil seine unanständge Lust…". Josephine Baker, die „schwarze Venus" aus Paris, tanzt nur im „Bananenröckchen" und fast schwarz gelackten Lippen – ein Novum auf der Bühne!

1928

„Rouge-Baiser", der erste „kussechte" Lippenstift aus Frankreich wird beworben – mit dem Farbstoff Eosin. Dieser wird aber später für die Lippenstift-Herstellung verboten.

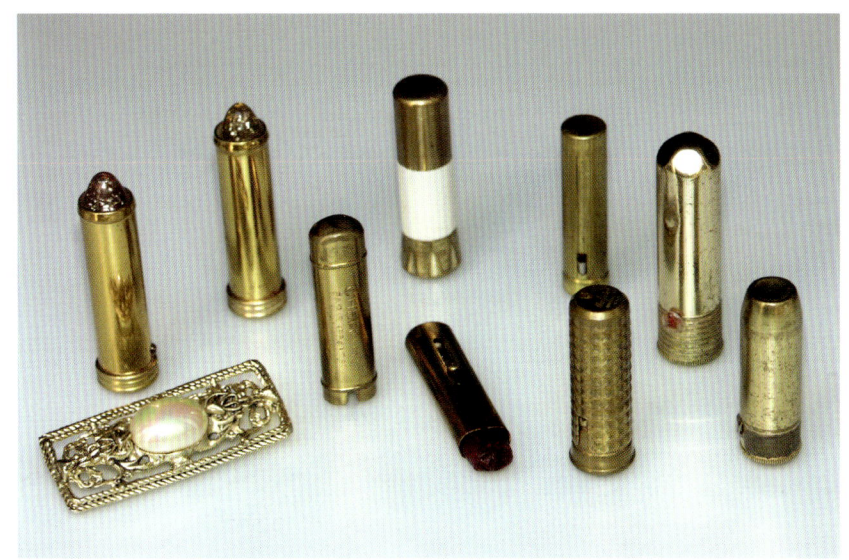

Zierlippenstifte in unterschiedlichen Hülsen und Größen, alle noch mit Schiebetechnik, zu erschwinglichen Preisen (ca. 1925)

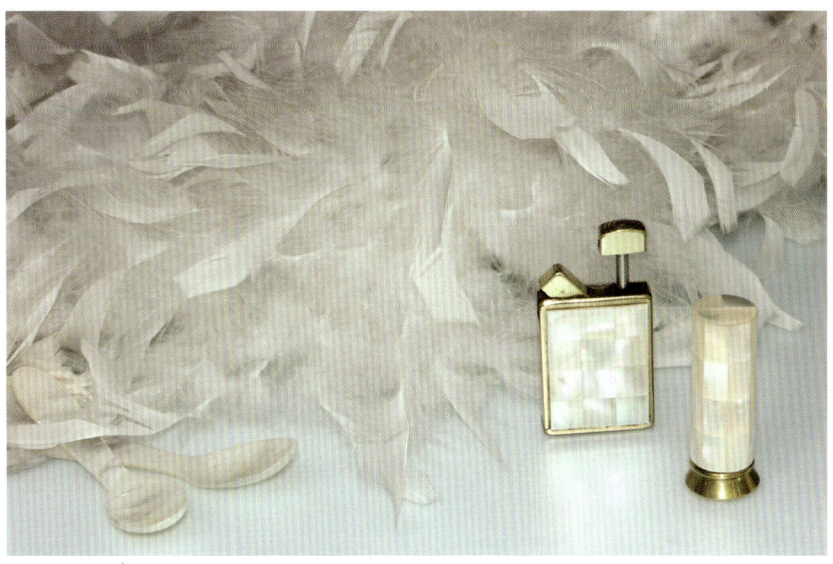

Lippenstifthülse aus Perlmutt mit dazu passendem Parfümzerstäuber (ca. 1930)

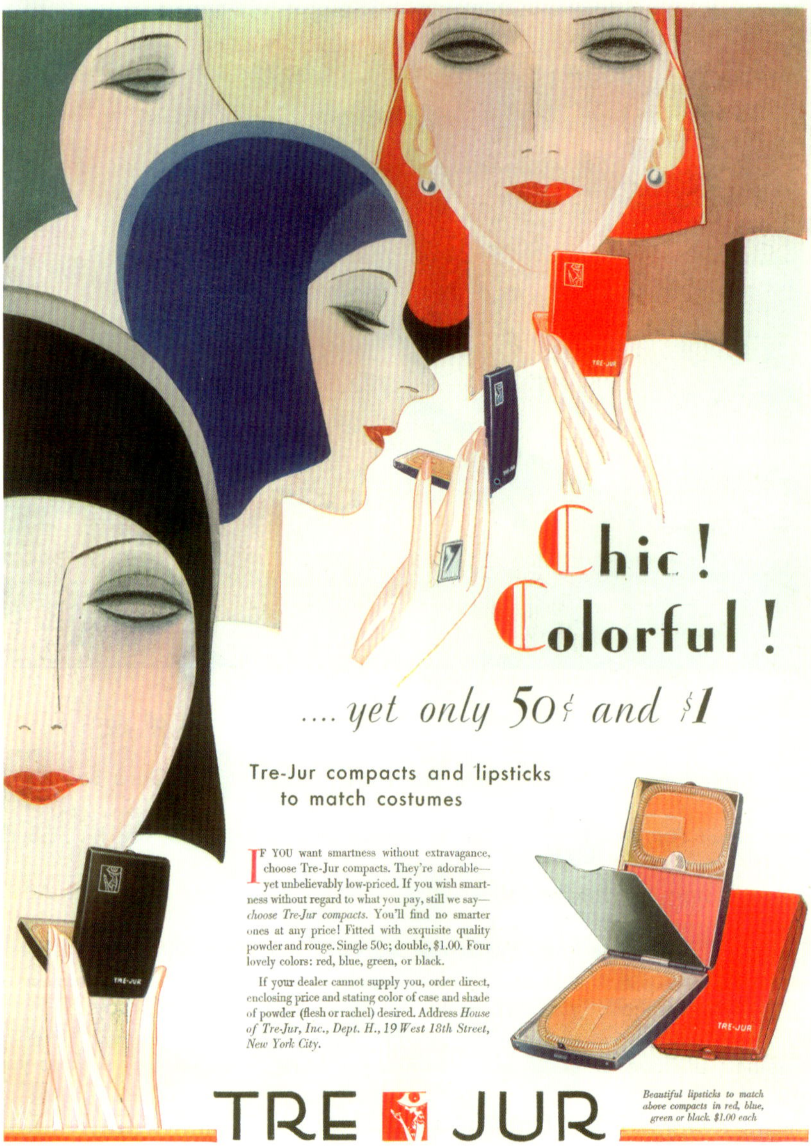

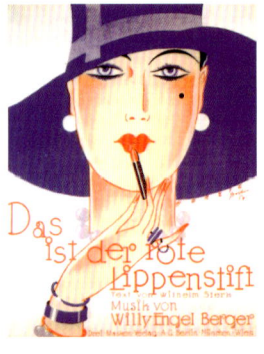

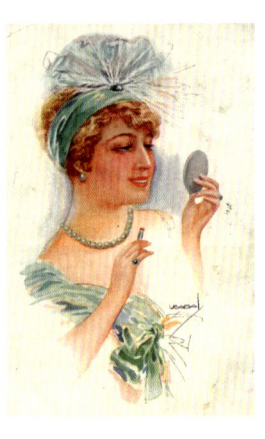

Der Lippenstift wird bunt, beworben wie noch nie zuvor. Die Auswahl der Farben und Hülsenformen wird immer umfangreicher. Von einfach über elegant bis dekadent ist alles zu haben (Plakate aus den 20er und 30er Jahren).

Meine Chronologie des Lippenstiftes

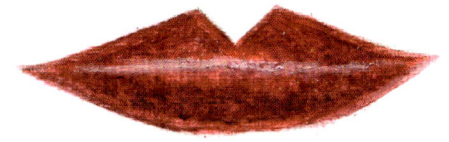

TONFILM – ZEIT

Ca. 30er bis 40er Jahre

Marlene Dietrich singt im „Blauen Engel" verführerisch und blond gelockt „Nimm dich in acht vor blonden Frau'n". Der Tonfilm gibt den Ton an, auch was Mode und Make-up betreffen. Wasserstoffgefärbtes und onduliertes Haar ist en vogue, bleistiftdünne Augenbrauen und ein schmaler, breiter, eckiger Mund. Die Form wirkt natürlicher, das Rot lebendiger. Für die elegante Dame gibt es bereits verschiedene Farbtöne mit verzierter Metallhülse und Schiebetechnik. Der Lippenstift gilt als absoluter Luxusartikel.

Die Stars in dieser Zeit:
Greta Garbo, Jean Harlow, Mae West,
Barbara Stanwyck, Mary Astor, Zarah Leander,
Gitta Alpár, Kirsten Heiberg, Renate Müller,
Sybille Schmitz

Ab 1930

Der Farbfilm kommt. Es wird allerdings weiter in Schwarzweiß gedreht, wie z. B. mit Lil Dagover, Greta Garbo, Marlene Dietrich. Lilian Harvey und Willy Fritsch gelten nach dem Film „Liebeswalzer" als das Traumpaar.

Die Pariser Modekönigin Elsa Schiaparelli bringt neue Lippenstiftfarben auf den Markt: ein helles Pink „Shiap" und einen kräftigen Fuchsiaton „Shocking". Die Lippen werden mit dem jetzt erfundenen Konturenstift exakt vorgezeichnet und breiter gemalt.

Kosmetik avanciert in den USA zum viertgrößten Wirtschaftsfaktor.

Der Schönheitssalon „Figaro" am Berliner Kurfürstendamm 200 gleicht einem Palast (1927). Prominenz aus Politik, Film – Marlene Dietrich, Olga Tschechowa, Käthe Dorsch – und Hochfinanz gibt sich die Ehre.

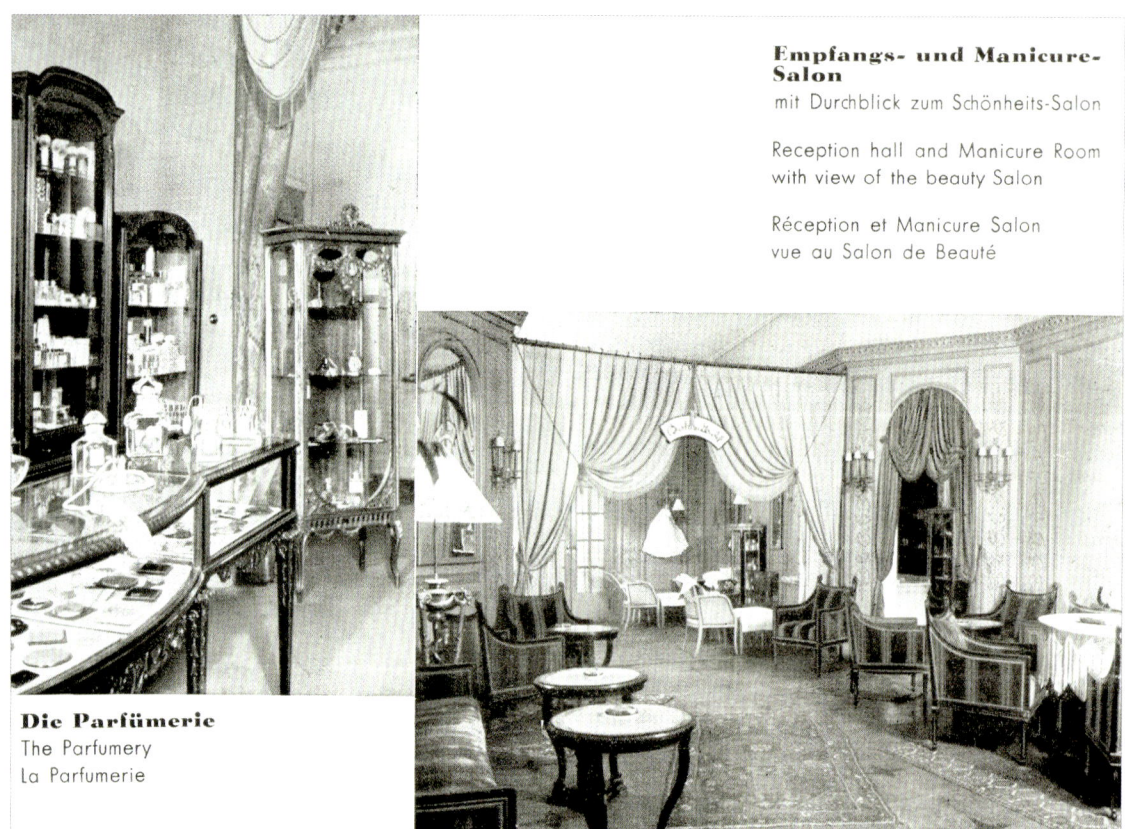

1932

Elizabeth Arden eröffnet ihre Lippenstift-Bar im eigenen Salon an der Budapester Straße 20 in Berlin mit sechs fein nuancierten Farben, dem so genannten „Lippenstift-Ensemble".

1933

Die neuen braunen Machthaber in Deutschland verkünden: „Eine deutsche Frau raucht nicht und schminkt sich nicht".

1934

In den USA kommt das berühmte „Revlon Red" auf den Markt, zusammen mit den „Matching Finger- and Lip Tints", Lippenstift- und Nagellackfarben in denselben Farbtönen.

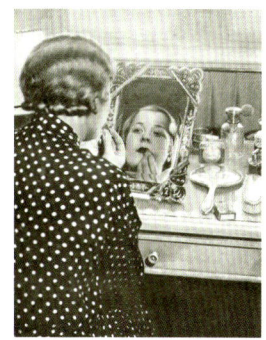

UFA-Star Renate Müller an ihrem Schminktisch (Filmwelt + Magazin)

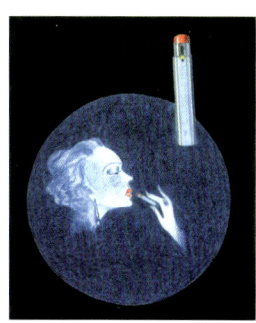

Entwurf einer Werbeillustration für Lippenstifte von Gerd Hartung (1913-2003). Bereits damals erkannte der bekannte Berliner Mode- und Beauty-Zeichner, dass dieses „rote Würstchen" bald den Globus erobern wird.

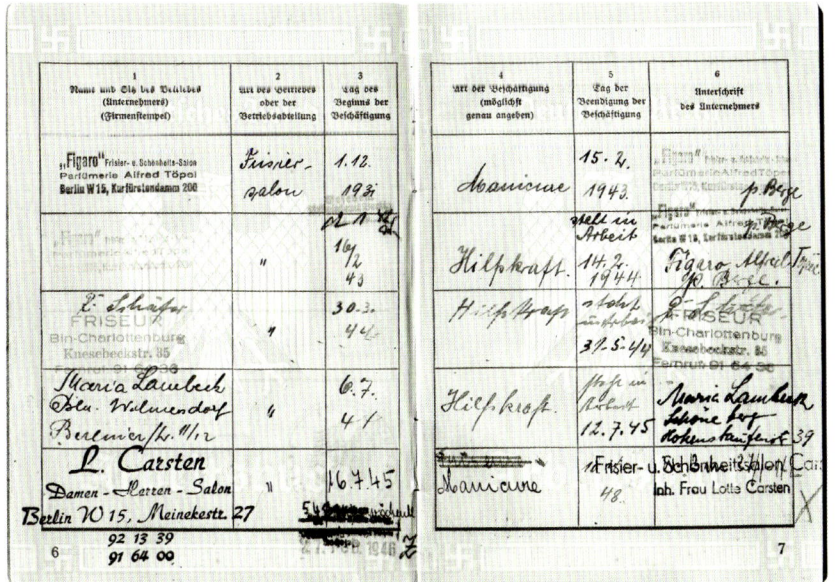

Arbeitsbuch von Else Rausch. Sie arbeitete als Schönheitspflegerin und Maniküre im Salon „Figaro" und anderen Friseurgeschäften auch während des Zweiten Weltkrieges.

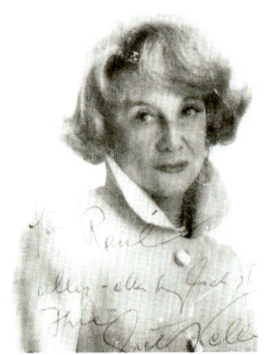

Greta Keller macht neben ihren vielen Schallplattenproduktionen (30 Millionen Schellack-Schallplatten weltweit) die erste Werbesendung im Radio. Sie heißt „Ponds Hour" und Greta wirbt für Ponds-Kosmetikprodukte und Lippenstifte. Das ist ihr fast eine Herzenssache, denn Greta Keller schwört bei ihren Auftritten auf kräftig rot geschminkte Lippen. Ich lernte sie 1972 kennen und blieb mit ihr bis zu ihrem Tode (1977) befreundet.

1936

Olympische Spiele in Berlin. Die populäre Sängerin Greta Keller ist der Stargast in der Scala, ihr letzter Auftritt in Deutschland. Der Nazi-Propaganda-Minister Joseph Goebbels bittet sie, danach noch auf seiner Privatparty zu singen, doch sie lehnt kategorisch ab. Sie kehrt über ihre Heimatstadt Wien zurück nach New York und reiht sich ein in die große Künstler- und Dichtergruppe, die Denker und Wissenschaftler, die dem Nazi-Reich bereits entflohen sind.

ab 1939

Es tobt der Zweite Weltkrieg. Ab Dezember 1941 sind auch die USA in den Krieg eingetreten. Die amerikanische Zeitschrift „Vogue" (gegründet 1892) fragt: „Ist es patriotisch, mir in solchen Zeiten Gedanken um mein Aussehen zu machen?" „Ja", befindet das amerikanische Ministerium für Wirtschaft und ordnet an, dass die Lippenstiftproduktion nicht eingestellt wird.

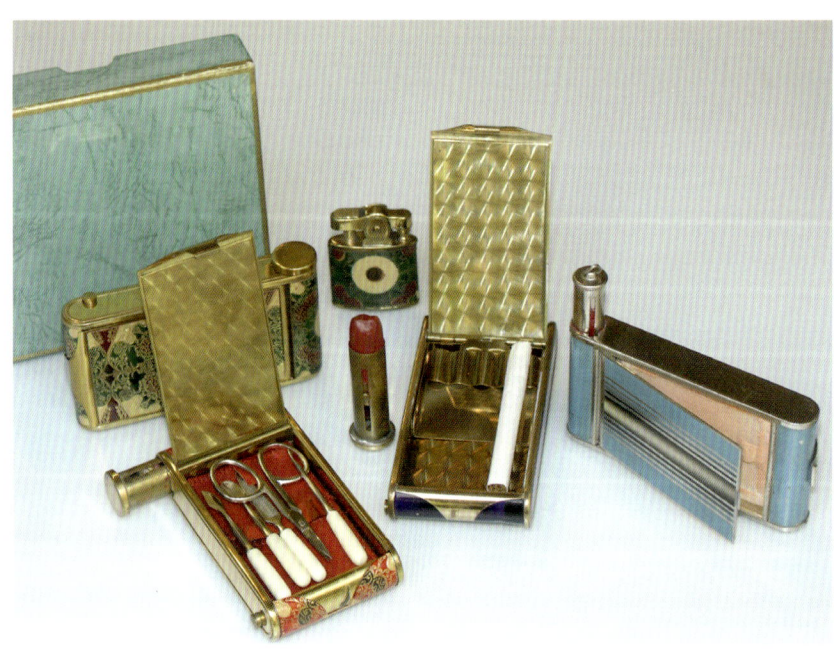

Lippenstift-Ensembles mit passendem Feuerzeug, Aschenbecher und Reisemanicüre-Necessaire sind in den 20er und 30er Jahren sehr gefragt.

Meine Chronologie des Lippenstiftes

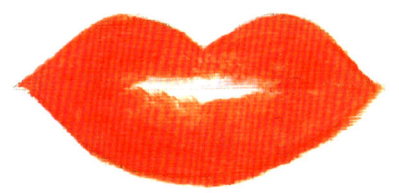

FARBFILM – ZEIT

Ca. 40er bis 50er Jahre

Die Kinoleinwand wird farbig: Die ersten Hollywood-Farbfilme wie „Vom Winde verweht" (1939) mit Vivien Leigh und bei der UFA „Die Frau meiner Träume" (1944) mit Marika Rökk setzen feminine Maßstäbe. Der Vamp ist geboren und in den USA das Pin-up-Girl. Das Make-up wird farblich differenzierter (nicht mehr nur hell-dunkel), der Lippenstift auf die Garderobe abgestimmt. Die Lippen leuchten groß und kräftig von Zinnober- bis Kirschrot. Allerdings bis 1945 nicht in Nazi-Deutschland. Lippenrot ist für Otto-Normalverbraucherinnen tabu. In USA werben Schauspielerinnen wie Rita Hayworth und Lana Turner für die ersten Max-Factor-Lippenstifte.

Die Stars in dieser Zeit:
Joan Crawford, Hedy Lamarr, Dolores del Rio,
Veronica Lake, Simone Signoret,
Rosita Serrano, Evelyn Künneke

Berühmte Hollywood-Diven wie Lana Turner werben für die neue typgerechte Lippenstift-Generation, eingeteilt für Blondinen, Brünette, dunkelbraune und rothaarige Kundinnen.

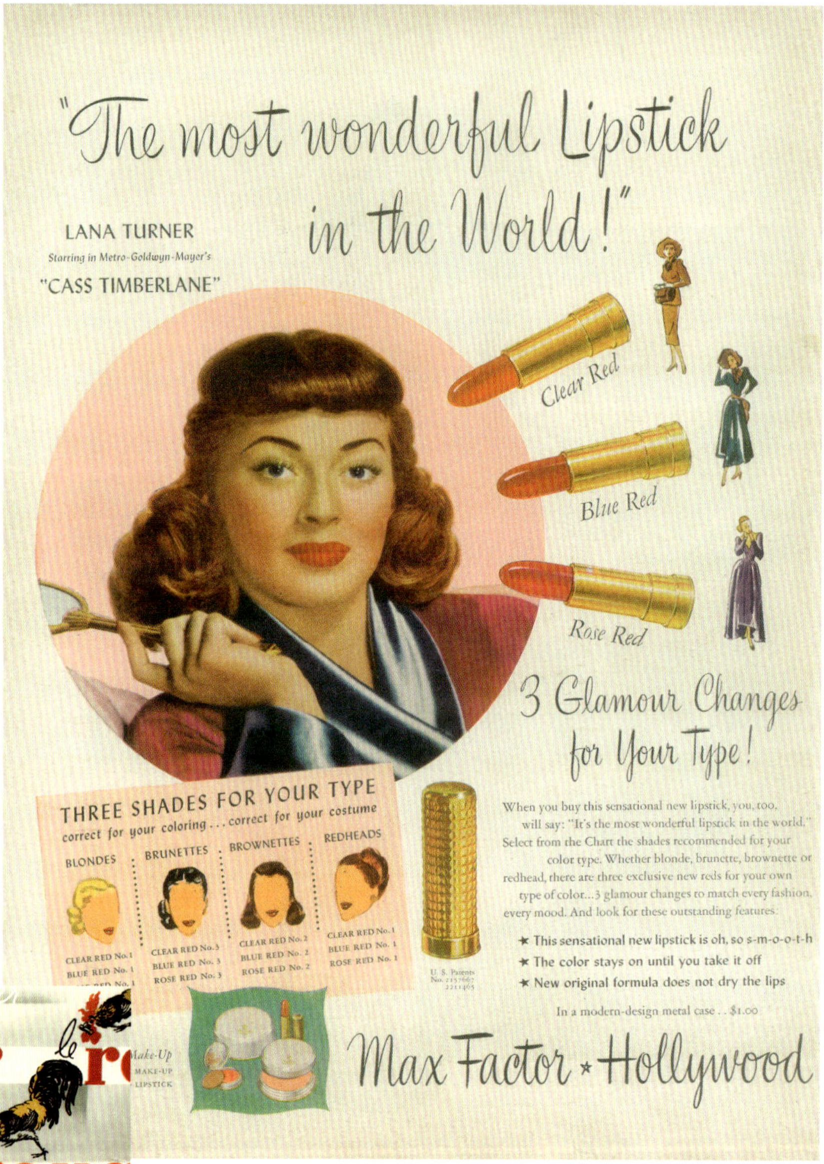

Werbeplakat für den weltberühmten Lippenstift „Rouge Baiser".

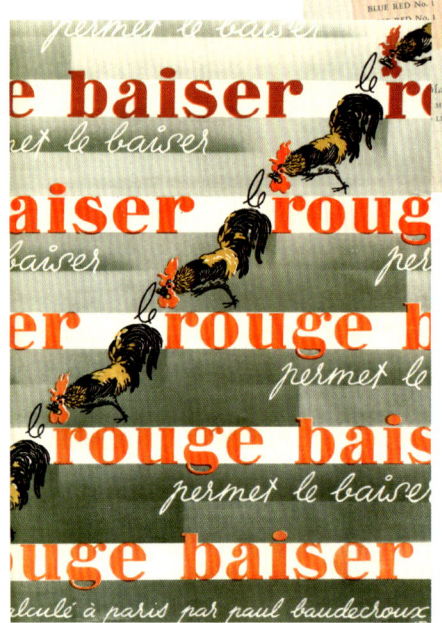

1945

Frieden! Im Nachkriegs-Deutschland wird aufgeräumt. Frauen, die noch einen Lippenstift haben, holen diesen wieder hervor oder versuchen ihr Glück auf dem Schwarzmarkt: kaufen oder tauschen!

Der neue farbliche Lippenstift-Trend ist ein dunkles Violett; lässt die Frauen etwas verhärmt aussehen.

1946

Hildegard Knef startet mit ihrem großartigen Filmdebüt in „Die Mörder sind unter uns" von Wolfgang Staudte ihre Karriere. Die Knef wird zum „neuen Gesicht" der Zeit. Großer Mund, der sich was traut, große Augen, blondes Haar, „Grips" unter der (Schieber-)Mütze.

In Paris wird der erste Bikini der Weltöffentlichkeit vorgestellt.

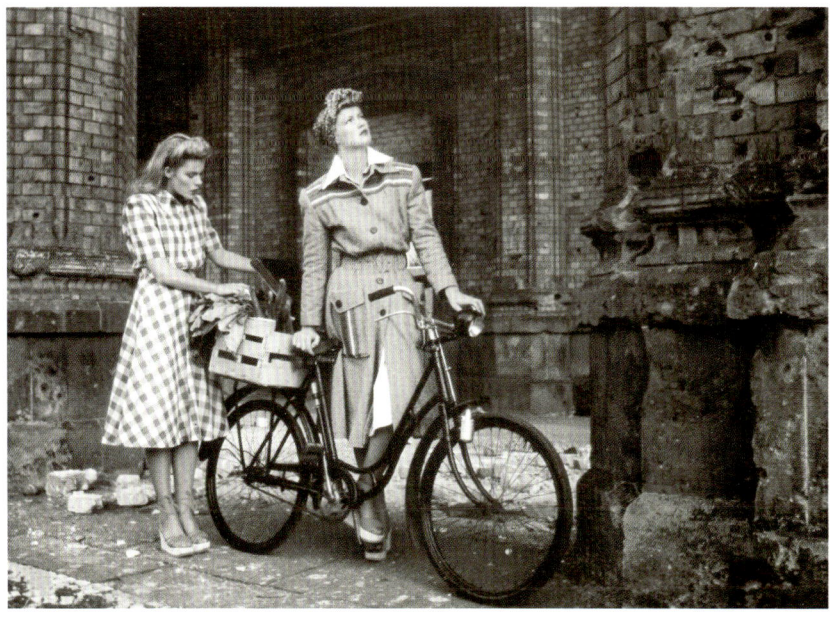

Nach dem Krieg tragen die Berliner Trümmerfrauen Turban und endlich wieder rote Lippen. Ausdruck des Optimismus auch der Schlager „In den Ruinen von Berlin fangen die Blumen wieder an zu blüh'n..."

Meine Chronologie des Lippenstiftes

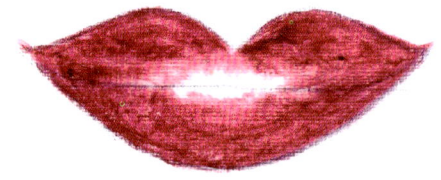

NACHKRIEGS – ZEIT

Ca. Kriegsende bis 50er Jahre

Frieden in Europa. Die Wirtschaftswunderzeit bringt Mut und Auftrieb, die Amerikaner schenken ihren deutschen „Frolleins" Nylonstrümpfe, Zigaretten, die ersten Dreh-Lippenstifte und passende Konturenstifte. Die Mundwinkel werden wieder nach oben gemalt und die Konturen verstärkt. Die Farbe „Fuchsia" wird von der Kosmetik entdeckt sowie das „Dior-Rot" zum New-Look. Die Preise sind erschwinglich. Die Schauspielerinnen Hildegard Knef und Johanna Matz werben für den Volkslippenstift in Plastikhülle von der Firma „Riz" (VL) von 1,50 bis 2,85 D-Mark. Die Männer fahren Volkswagen (VW).

Die Stars in dieser Zeit:
Elizabeth Taylor, Sophia Loren, Grace Kelly,
Kim Novak, Ruth Leuwerik, Sonja Ziemann,
Maria Schell, Nadja Tiller, Liselotte Pulver

1947

Die amerikanischen Soldaten entdecken das Deutsche Fräulein-Wunder. Es war genau der gegensätzliche Typ zu ihrem Idol in der Heimat: Rita Hayworth, Pinup-Girl und Shooting-Star in „Gilda" (mit Glenn Ford, 1944). Im Marschgepäck hatten die GI's statt Blumen Lippenstifte, Zigaretten, Nylons und Kaugummi.

Der „New Look" des Pariser Modeschöpfers Christian Dior macht Furore. Zwar kann sich kaum einer die teuren Pariser Modelle leisten, aber die Konfektion reagiert auf den neuen Trend: schmale Taille, ein Figur betontes Oberteil und weite, schwingende Röcke. Das berühmte „Dior-Rot" mit einem bläulichen Stich wird zu einem Begriff.

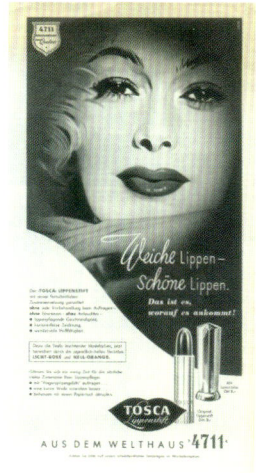

Auch deutsche Firmen werben wieder für den Lippenstift, wie 4711 für „Tosca".

ca. 1948

gibt es den ersten Lippenstift, wie wir ihn heute kennen: mit Drehmechanik. Der Tüftler heißt Leonard Matcham († 1970), aus Brechon (Wales). Seinen drehbaren Stift nennt er „Screw Lipstick" (Schrauben-Lippenstift). Bald darauf wird der erste Lippenstift auf Lanolin-Basis hergestellt.

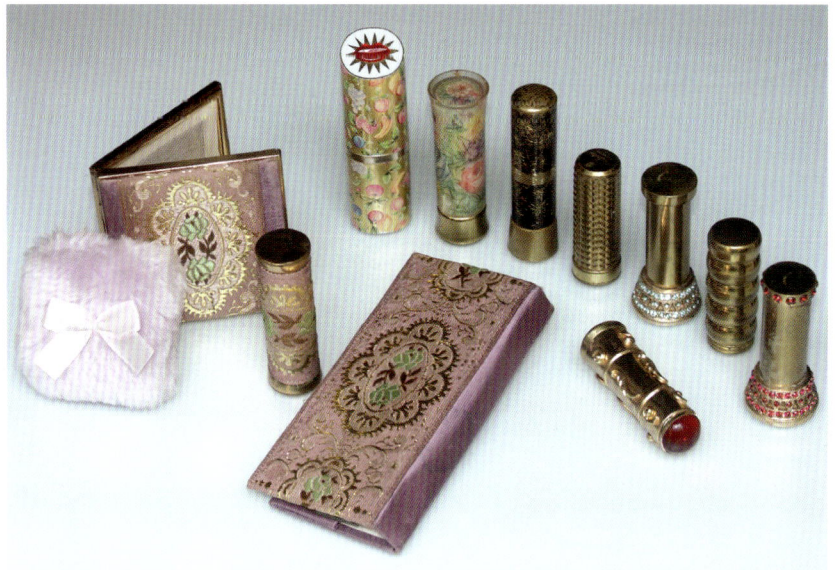

Typisch für die Nachkriegszeit ist der neue Drehmechanismus mit schicken Hülsen oder Etuis mit passendem Kamm und Puderdose (ca. 1950).

1950

Das Schwarzweiß-Fernsehen kommt in die „gute Stube" (Gründung der ARD). Susanne Erichsen wird erste Miss Germany, erhält Model-Verträge in Amerika, zurück in Berlin, gründet sie ihre eigene Mannequinschule, später ist sie Modedesignerin.

Die ersten deutschen Kosmetikfirmen werden gegründet, darunter Manhattan, Margarete Astor, Ellen Betrix, Rosel Heim (Sans Soucis, Chicogo).

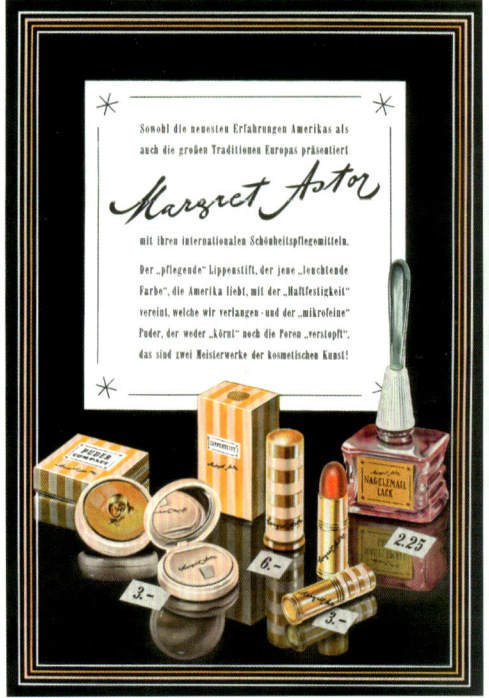

Lippenstift-Werbung aus den 50er Jahren

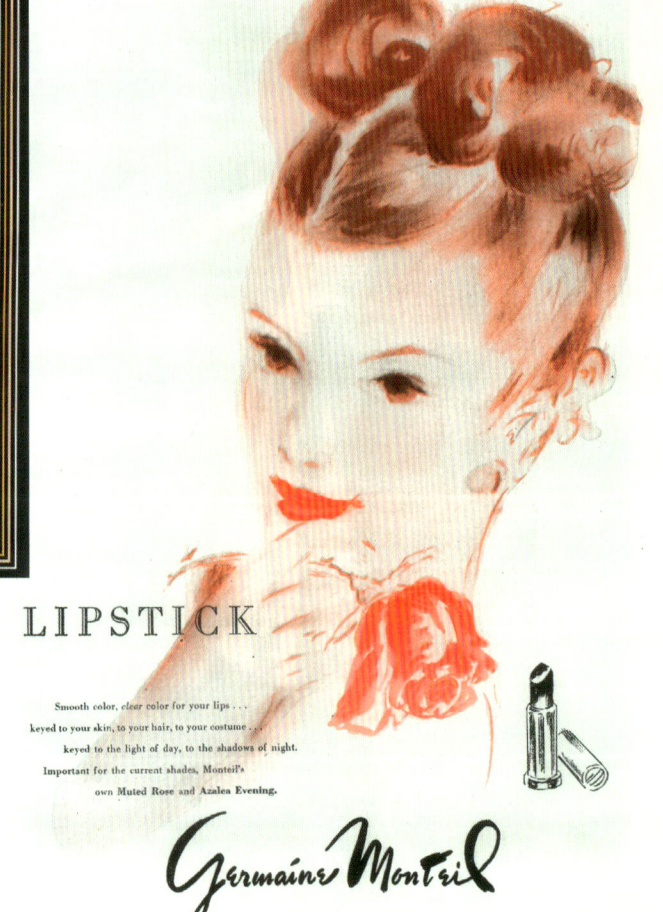

1951

Hildegard Knef dreht den Film „Die Sünderin", Regie Willi Forst. Es gibt einen Skandal, weil der katholische Filmdienst die – aus heutiger Sicht eher harmlosen – Blößen der Knef verteufelt. Die Kinobesucher lassen sich nicht abhalten, sehen sich den Streifen an. Der Knef bringt die spießige Moral viel Ärger ein, aber auch einen Werbevertrag mit der Firma Riz in Köln. Hilde propagiert in großen Anzeigenkampagnen den „Volkslippenstift" für 1,50 DM. Zeitgleich beginnt der Volkswagen vom Band zu laufen, Traum der Deutschen, liebevoll „Käfer" genannt. Er kostet 3.790,- DM.

Der Kosmetikhersteller Renoir (USA) wirbt mit „Nu Lips", einem farblosen, gut haltbaren Lippenlack.

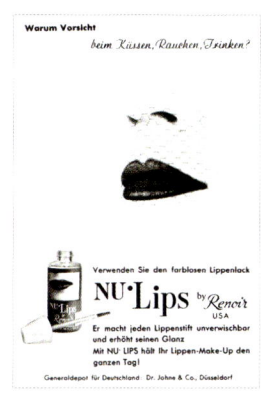

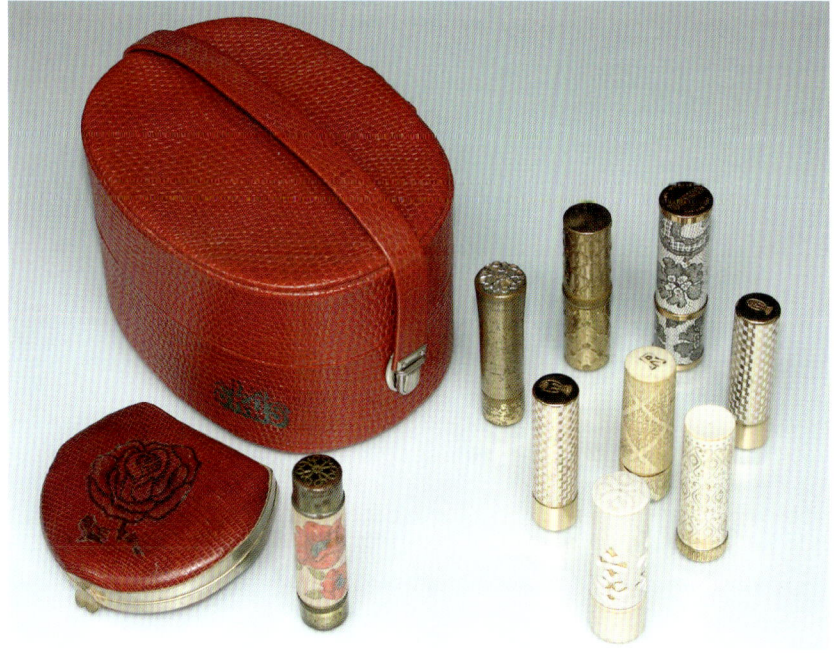

Frauen tragen in den 50er Jahren kleine farbige Taschen in Box-Form zum roten Lippenstift, z. B. Liselotte Pulver in dem Nachkriegsfilm „Romanze in Heidelberg" mit O.W. Fischer.

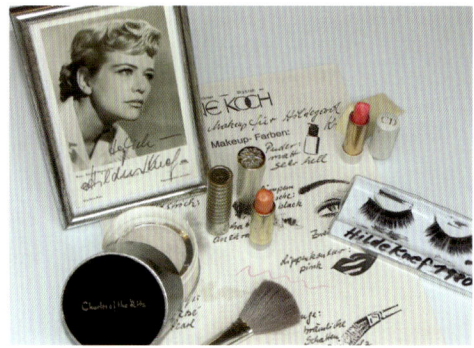

Hildegard Knef schminkte sich zu den dunkel betonten Augen mit künstlichen Wimpern in den 70er bis 80er Jahren die Lippen in Pastelltönen.

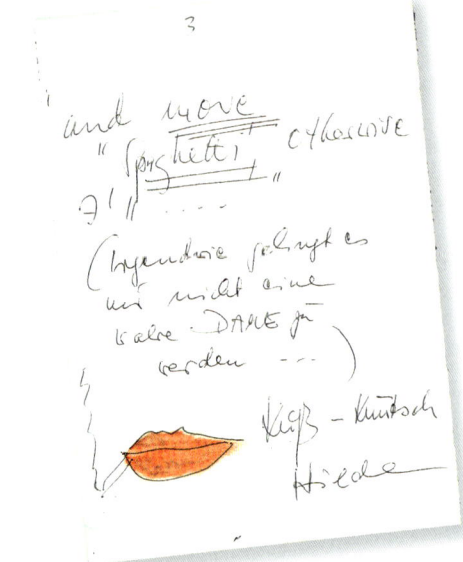

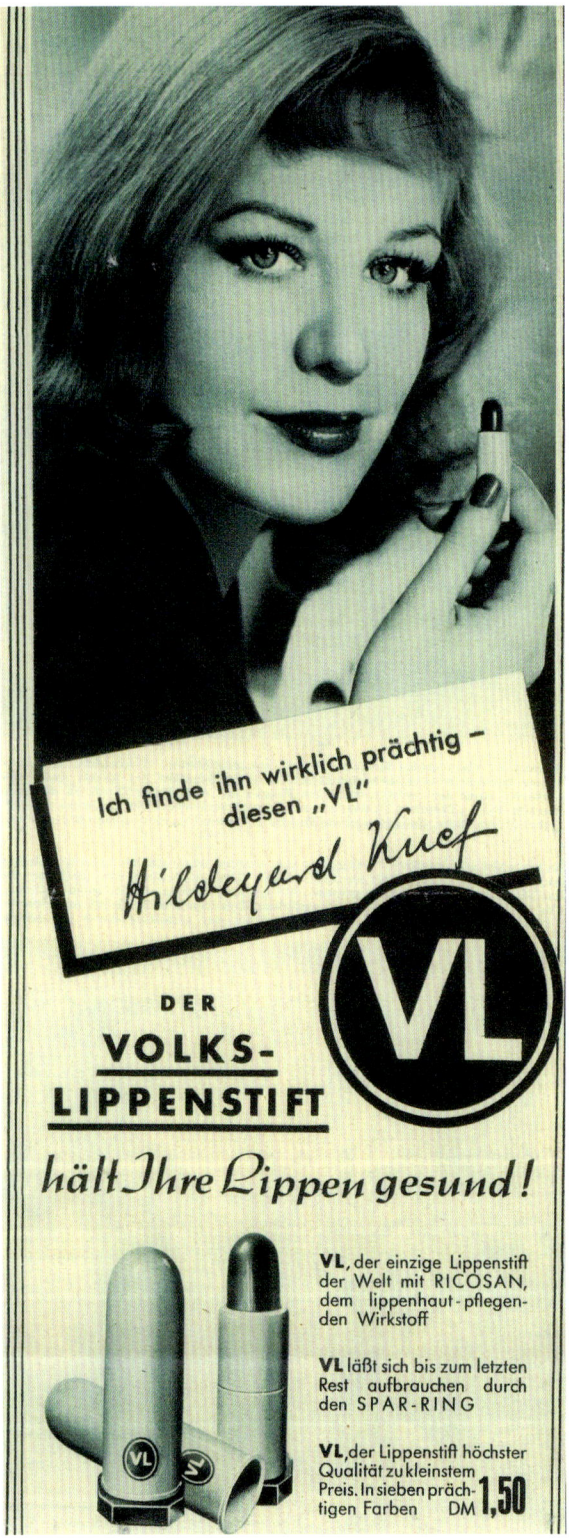

Hildegard Knef warb 1954 für den Volkslippenstift.

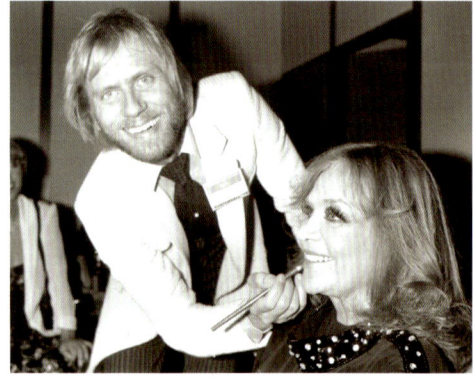

René Koch schminkt Hildegard Knef mit „Charles of the Ritz"-Lippenstift für einen Gala-Auftritt Ende der 70er Jahre.

1952

Die neuen Frauen-Idole mit schmaler Taille, üppigem Busen und runden Hüften sind Marilyn Monroe, Jayne Mansfield, Gina Lollobrigida, später Brigitte Bardot, Sophia Loren.

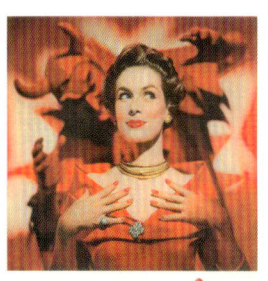

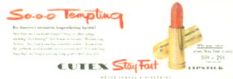

Die Kino-Kassen-Füller hier in Deutschland sind Herz-Schmerz-Heimatfilme und Musikfilme mit den Publikumslieblingen wie z. B. Sonja Ziemann, Maria Schell, Caterina Valente oder auch Marianne Koch. Sie gilt als das damals meist fotografierte Gesicht. Sie zog sich später aus dem Showbiz völlig zurück, setzte ihr Medizinstudium fort, praktizierte als promovierte Ärztin und ist seit Jahrzehnten im TV mit ihrer Gesundheitssendung vertreten.

Die Lippen werden üppig und verführerisch geschminkt, die Mundwinkel sind ausgeprägt. Schimmerndes Rosa (mit vielen Weißpigmenten) für die Teenager, aber auch Fuchsiatöne (Pink genannt) sind der Inbegriff der Eleganz für die Dame von Welt.

Gleichzeitig rollt eine neue Welle über den großen Teich auf Europa zu: der Siegeszug der amerikanischen Blue Jeans.

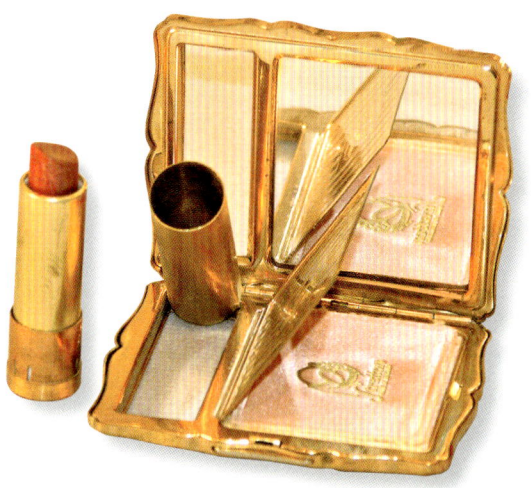

In den 50er Jahren ist es wieder schick, sich die Nase zu pudern und die Lippen zu schminken. Dazu gibt es Lippenstifte, integriert in flache Kompaktpuderdosen für die Handtasche.

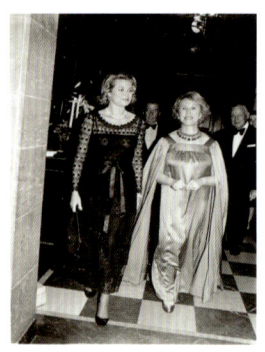

Die amerikanische Kosmetik-Königin Estée Lauder (rechts) mit Fürstin Gracia Patricia von Monaco

1956

Fürst Rainier III. von Monaco heiratet am 18. April 1956 die amerikanische Schauspielerin Grace Kelly, die eng mit der Kosmetik-Magnatin Estée Lauder befreundet ist. Estée Lauder entwirft für Grace Kelly zur Hochzeit einen korallenroten Lippenstift, der nach Vanille und Feige duftet und in einer edlen, fein geriffelten Goldhülse steckt. 2007, zum 25. Todestag von Gracia Patricia, wurde dieser Lippenstift neu aufgelegt.

Die erste deutsche Zeitschrift, die sich ausschließlich an Jugendliche wendet, erscheint: „Bravo" (0,50 DM). Heute nicht überraschend, denn die junge Konsumentengruppe wird immer stärker beworben. Der Renner damals: Stars in Lebensgröße wie z. B. Brigitte Bardot liegen als Poster bei (ab 1962 dann die erste Aufklärungsserie für Jugendliche).

Nach den üppigen und verführerischen Stars wird jetzt der knabenhafte Frauentyp entdeckt, wie Jean Seberg („Außer Atem", 1960) mit Jean-Paul Belmondo und allen voran Audrey Hepburn („Frühstück bei Tiffany's", 1961). Die Lippen werden mit wenig hellem Lippenstift betont.

Revlon-Puderdose in Brokathülle mit passendem Lippenstift

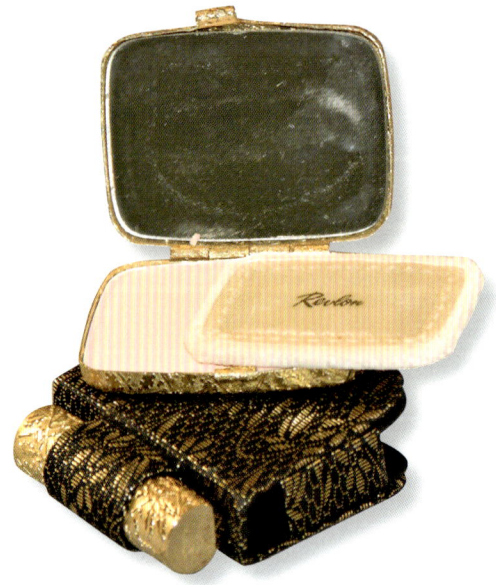

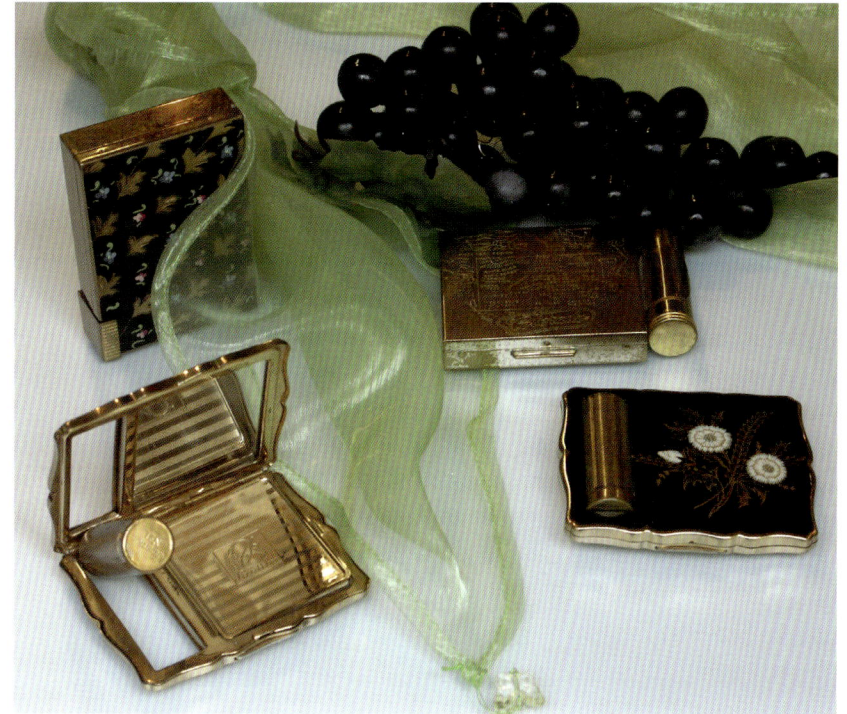

Das Angebot an Puderdosen mit Lippenstift ist Mitte der 50er Jahre sehr umfangreich. Wird die Puderdose aufgeklappt, hebt sich automatisch der Lippenstift.

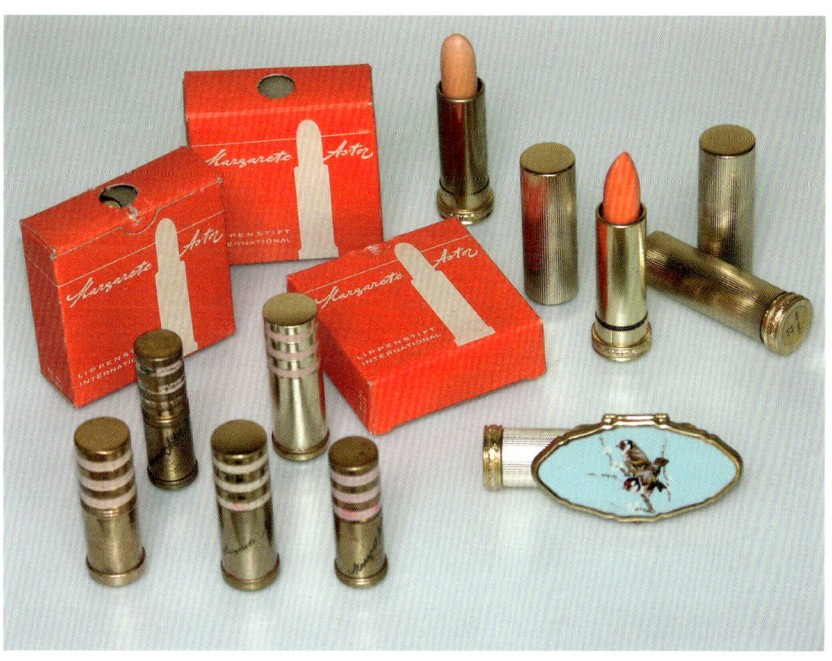

Ende der 50er Jahre ist Margarete Astor eine der führenden Marken auf dem Lippenstift-Sektor.

1959

Die ersten AVON-Beraterinnen machen ihre Hausbesuche in West-Deutschland (1886 wurde AVON in den USA gegründet). Mit Lippenstiften und anderen Schönheitsprodukten kommen sie mit dem Spruch: „Ding dong – hier ist AVON" direkt in die Wohnzimmer.

36 Jahre später kommt Kosmetik und noch viel, viel mehr nun via Fernsehen auch direkt ins Wohnzimmer. Der erste große Home-Shopping-Sender ging 1995 auf Sendung, zuerst unter dem Namen Home Order Television, dann H.O.T. und heute Home Shopping Europe 24 (HSE24). An 365 Tagen im Jahr, 24 Stunden täglich, davon 16 Stunden live öffnet das Tele-Kaufhaus seine Türen und erreicht 40 Millionen Haushalte in Deutschland, Österreich und der Schweiz. Genau wie bei AVON gibt es für die vielen Produkte Beratung.

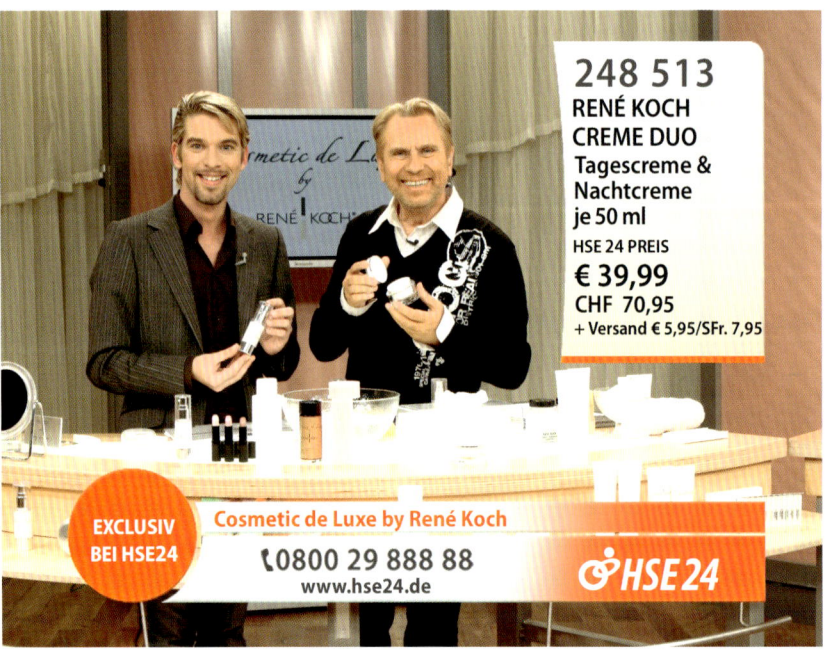

Neuerdings kommt Kosmetik per Homeshopping über TV direkt ins Haus. Hier René Koch und Axel Ruth bei einer Präsentation von Kosmetik und Lippenstiften.

Meine Chronologie des Lippenstiftes

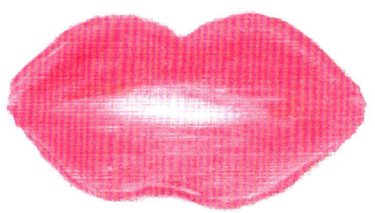

KONSUM – ZEIT

Ca. 50er und 60er Jahre

Waren- und Versandhäuser schießen aus dem Boden. Endlich ist wieder Geld im Portemonnaie, es wird gekauft, bestellt und konsumiert. Die Frauen werden mit seichten Musikfilmen mit Caterina Valente oder Bibi Johns in die Kinos gelockt. In Frankreich ist Brigitte Bardot mit ihrem berühmten Schmollmund und dem Lolita-Charme das Idol einer ganzen Generation, für die Amerikaner Marylin Monroe. Der Lippenstift kommt in Pastelltönen mit viel Weißpigment, wie z. B. von „Coty" der Cremestift für 5,50 DM. Die Devise ist: Rosa und Pfirsich mit reichlich Perlmuttschimmer.

Die Stars in dieser Zeit:
Audrey Hepburn, Jean Seberg,
Romy Schneider, Jeanne Moreau,
Elke Sommer, Sabine Sinjen, Heidi Brühl,
Sylvie Vartan, Françoise Hardy

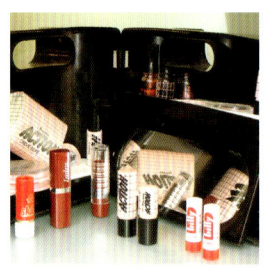

Florena-Kosmetikkoffer aus Plastik (ca. 1965)

1960

Während sich in Westdeutschland eine sorglose Konsumgesellschaft etabliert hat, sind im sozialistischen Teil des Landes Luxusartikel, wie auch der Lippenstift, kaum zu haben. Teure Importe werden als „Bückware" unter dem Ladentisch verkauft aber ab 1960 wird die Bedarfslücke geschlossen: Es gab den „Volkseigenen Lippenstift".

Der VEB (Volkseigener Betrieb) „Berlin Kosmetik" liefert auch Lippenstifte in die sozialistischen Bruderländer. Marken wie Adrett, Sküs und später Indra oder Gerdeen Color von Florena kosten von 50 Pfennig bis 1,50 Mark (Ost). Nach 1961 (Mauerbau) gibt es keine westlichen Kosmetik-Importe.

Originell in der DDR: der Lippenstift-Schirm als Handtaschen-„Knirps"

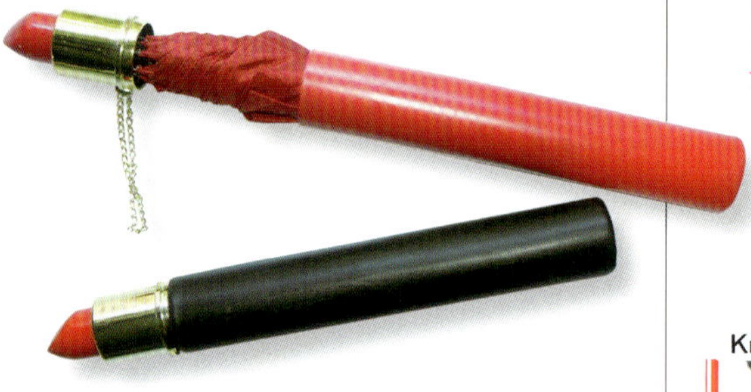

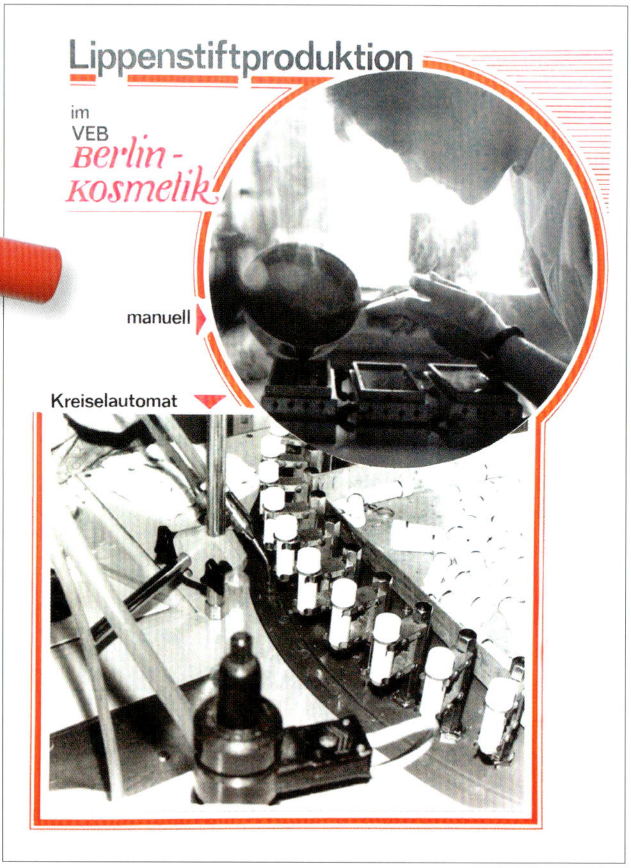

In der DDR ist der Lippenstift kein Luxusprodukt, sondern wie Zahnpasta ein schmuckloses Alltagsprodukt zu erschwinglichen Preisen für die DDR-Frauen. Billy, Indra, Action, Sküs sind die Marken der DDR.

1963

Die Antibaby-Pille ist nun da, zunächst verhalten sich die meisten Frauen noch abwartend. Angeblich löst „die Pille" Thrombosen aus. Aber bald rollt die sexuelle Revolution.

Ingmar Bergmans Film „Das Schweigen" entfacht eine große Diskussion um Ehe und Zusammenleben. Alternative Szenen mit Frauen- und Männergruppen entstehen. Make-up und Lippenstift rücken im Bewusstsein der jungen Frauen in den Hintergrund.

1964

Die Beatles, die Rolling Stones stürmen die Charts, eine breite Liedermacherszene, eine neue sozialkritische Film- und Fernseh-Ära bricht an. Kehraus der Harmoniesucht der 50er Jahre.

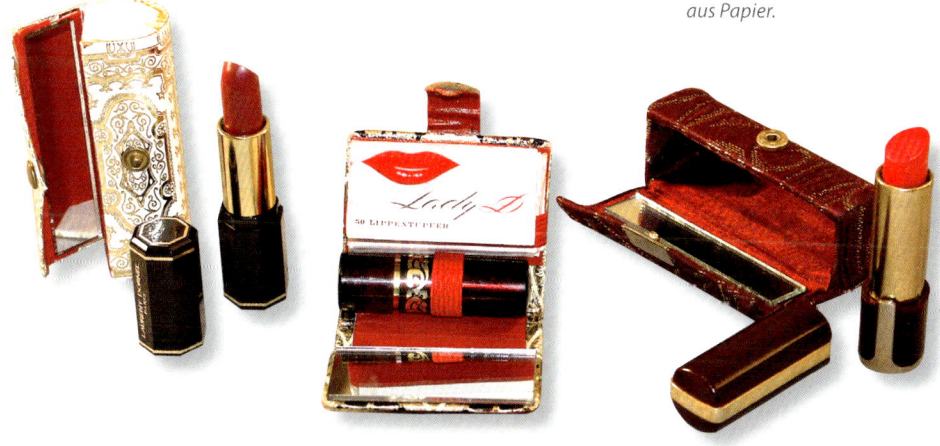

Die Lippenstifte gibt es nun in kleinen Täschchen, mit Spiegel versehen, zum Teil sogar mit „Lippentupfer" aus Papier.

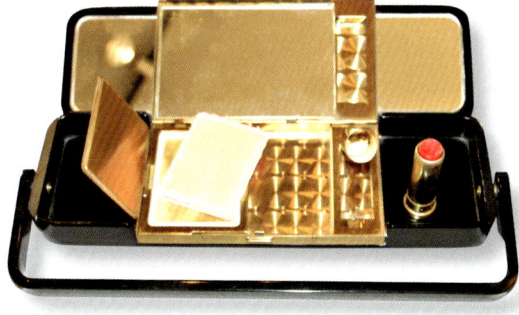

Große, elegante Abendschminktasche (25 x 8 cm) aus hochglänzendem Kunststoff mit eingebautem Puderfach, Lippenstift und Klappspiegel

Sehr exklusiv: Lippenstift-Hülsen in gehämmertem Gold-Look mit aufklappbarem Spiegel (ca. 1955-1960).

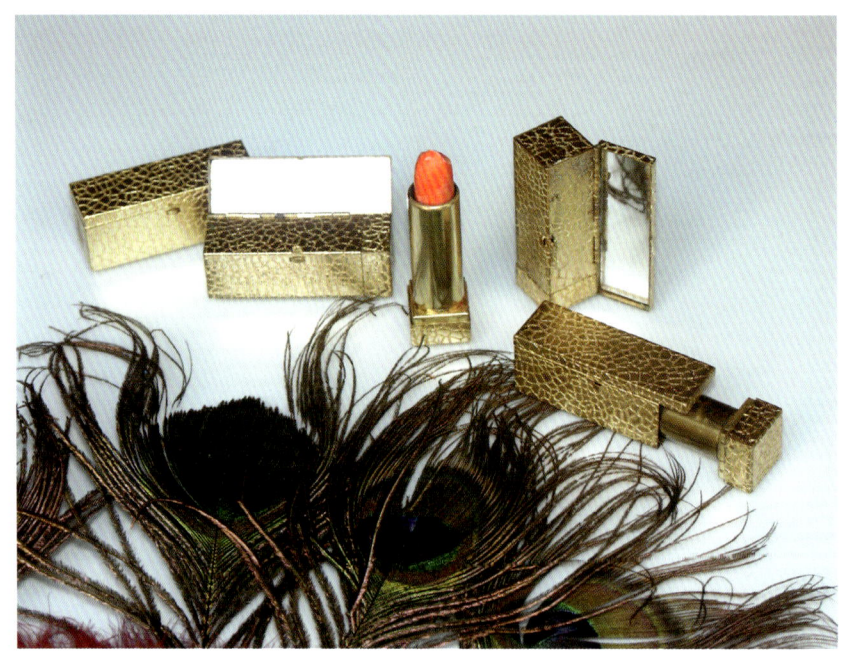

Blümchengardinen, Blümchentapeten und geblümte Puderdosen mit Blümchen-Lippenstifthüllen sind todschick (ca. 1960).

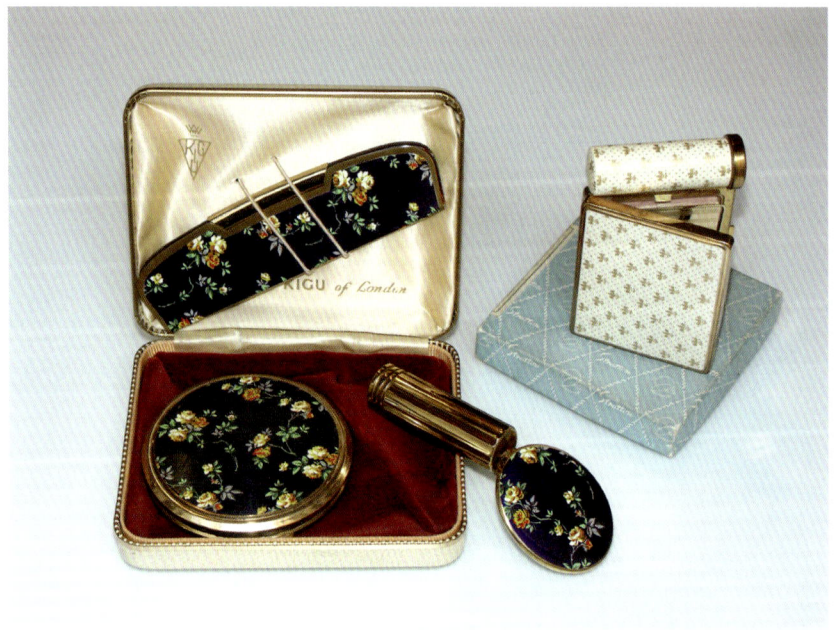

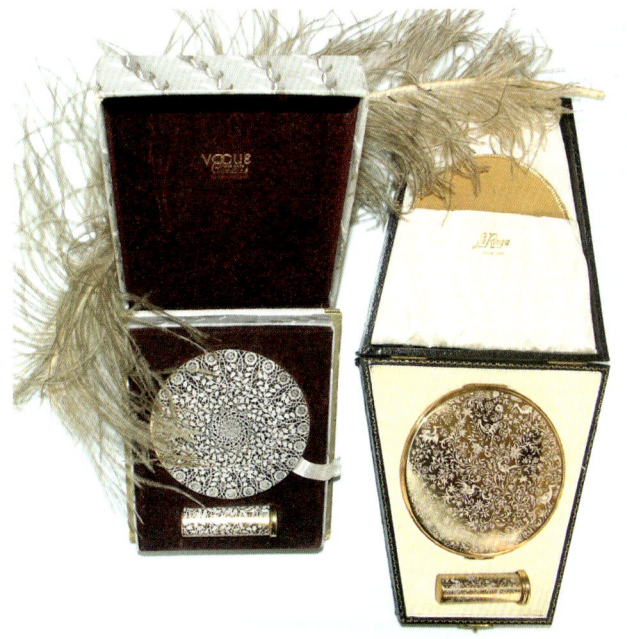

Große Puderdosen mit floralen Ornamenten und passenden Lippenstifthülsen in hochwertigen Etuis mit Samtfutter, ähnlich kostbarem Schmuck präsentiert, sind ein edles Geschenk für die Liebste (ca. 1960).

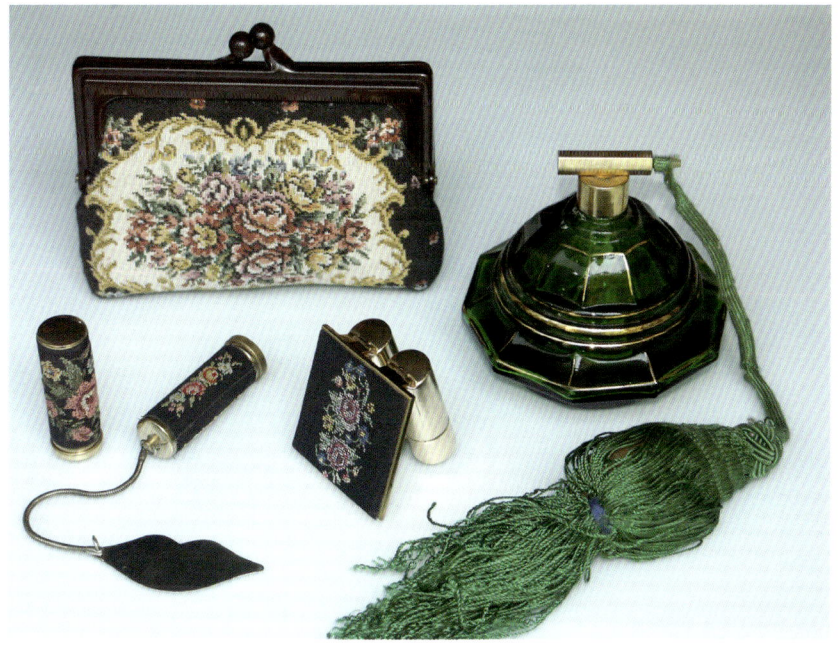

Auf keinem Schminktisch dieser Zeit darf dies fehlen: Parfümflakon mit Fransenquaste, Kosmetiktäschchen und Lippenstifte mit Hülsen in „Petit- Point-Muster" (ca. 1960).

Meine Chronologie des Lippenstiftes

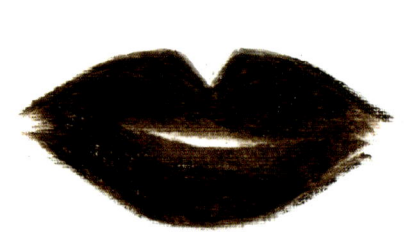

FLOWER – POWER – PUNK – ZEIT
Ca. Mitte 60er bis 70er Jahre

Die Jugend rebelliert gegen die Spießigkeit der Eltern. Themen sind Anti-Krieg, Anti-Atomkraft, Hippies, Frieden und Natur. In der Musik: Rock ‚n' Roll und Songwriter, in der Mode Mini und Maxi. Die Frauenbewegung ist in vollem Gange. „Frau" wird politischer und die ersten emanzipierten Frauen sind u.a. gegen sexistische Werbung, Tierversuche, Pelze und auch den Lippenstift. Der Rest trägt transparenten Lippenstift. Die Punk-Bewegung mit total schwarzem Outfit und schwarzen Lippen bildet den Gegenpol. In der DDR sind Marken wie „Sküs" und „Action" für 49 Pfennige (Ost) die Renner.

Die Stars in dieser Zeit:
Joan Baez, Patty Pravo, Nina Hagen, Twiggy,
Mary Quant, Hanna Schygulla, Judy Winter,
Uschi Glas, Uschi Obermaier, Alice Schwarzer,
Veruschka von Lehndorf

1965

Siegeszug des Minirocks, kreiert von der Londonerin Mary Quant (Vogue, 1962). Im Vatikan, in Griechenland und im Freizeitpark Disneyland (USA) sind „Minis" verboten. Aber die neue Jugend lächelt nur milde über die „Betonköpfe".

1967

Start des Farbfernsehens in der Bundsrepublik Deutschland am 25. August zur Internationalen Funkausstellung in Berlin (IFA) durch den damaligen Vizekanzler Willy Brandt.

1969

Das Rockfestival von „Woodstock", USA, demonstriert das neue unkonventionelle Lebensgefühl der Jugend. Die Hippies und die „Flowerpower"-Bewegung erobern auch Europa. "Make Love, not War" wird zur politischen Aussage – bis zum Ende des Vietnam-Krieges 1973.

Der Paragraph 175, der so viel Leid für die Homosexuellen gebracht hatte, wird im ersten Schritt abgeändert (ab 21 Jahren straffrei). Die zweite Reform 1973 (straffrei ab 18).

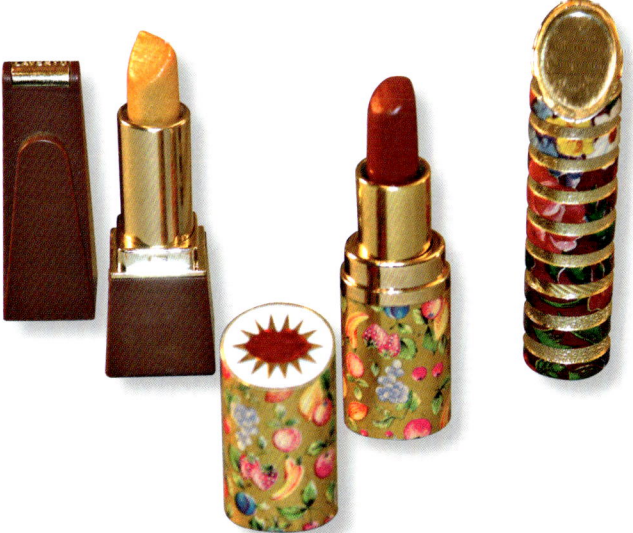

Auch Lippenstifte der mittleren Preisklasse sind Spiegelbild des Zeitgeistes: bunt und lebensfroh.

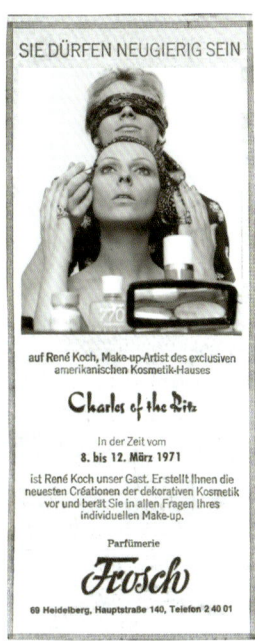

René Koch präsentiert für Charles of the Ritz den neuen Look für Augen und Lippen (1971).

1974

Die Amerikanerin Carol Jackson gründet die Farbberatungsfirma „Color me beautiful" und erobert mit ihrer Farbanalyse Frauen in der ganzen Welt. Ihre Philosophie der Farbtypen richtet sich nach den Jahreszeiten: Frühling, Sommer, Herbst und Winter.

1976

Die „Jungen Wilden" kommen. So nennt sich die Künstlergruppe von Avantgarde-Malern, die sich am Expressionismus orientieren. Salomé, einer der Berliner Maler, erregt bei seinen Vernissagen nicht nur Aufsehen durch seine Bilder, sondern auch durch seine exhibitionistischen Performances in rotem Lederoutfit mit rotem Lippenstift. Seine Bilder hängen heute in vielen großen Museen der Welt.

*Der Maler Salomé auf einer seiner exzentrischen Vernissagen (rechts) auf einem Schwarzweißfoto von Rolf von Bergmann. Salomé hat das Foto handkoloriert.
Abb. unten: Seine Farbzeichnung (16 x 18 cm) auf schwarzgrauem Karton. Thema: Dunkelroter Lippenstift in goldener Hülle von 1976.*

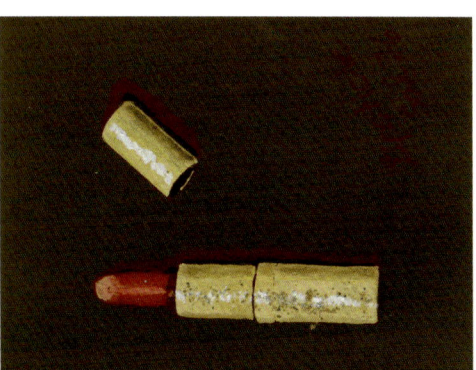

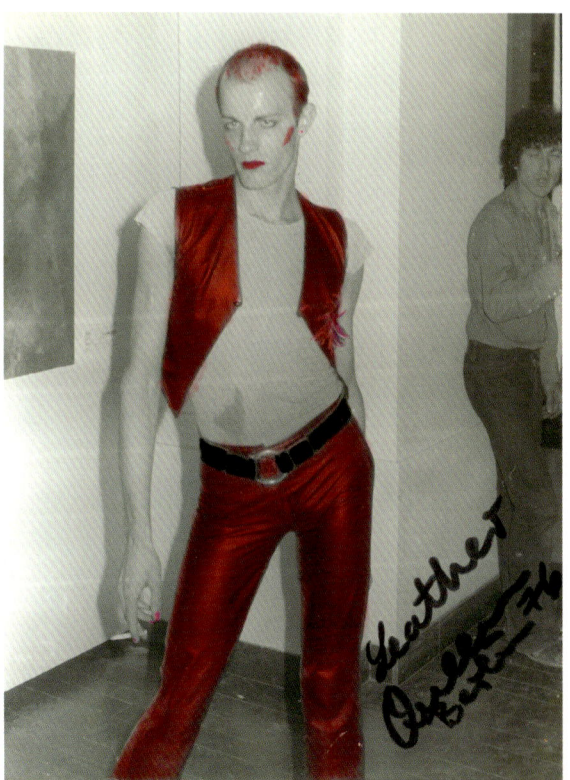

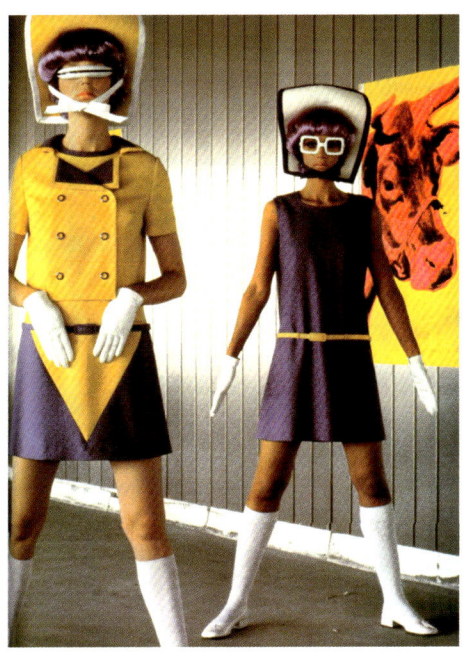

Der französische Couturier André Courrèges revolutioniert die Mode Anfang der 60er bis Anfang der 70er Jahre.

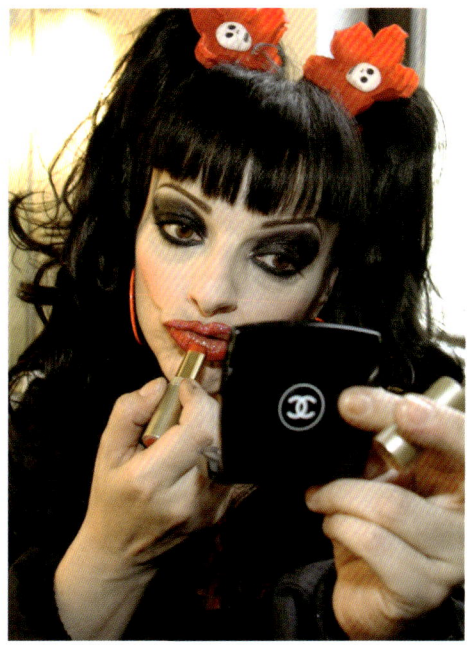

Nina Hagen machte in der DDR Karriere als Sängerin. Später sorgen ihre schrillen TV-Auftritte mit entsprechendem Make-up für Schlagzeilen.

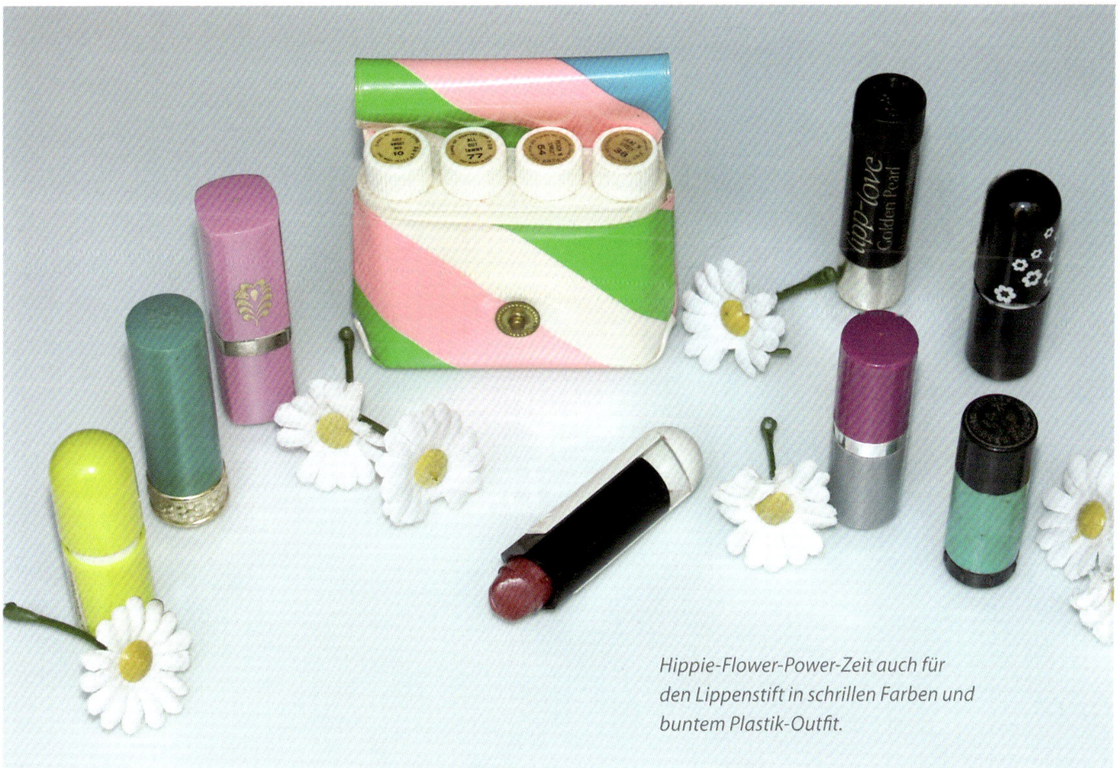

Hippie-Flower-Power-Zeit auch für den Lippenstift in schrillen Farben und buntem Plastik-Outfit.

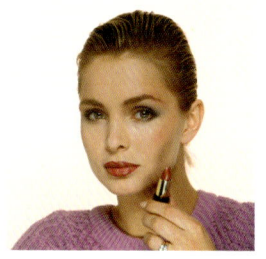

Schauspielerin Corinna Drews: heller Teint und dunkle Lippen

1977

Alice Schwarzer gründet ihre feministische und kritische Zeitschrift „Emma". Klare Absagen an aufgeputzte Frauen, sexistische Dekoration und Werbung der Industrie, der Medien. Natürlich setzt sie sich gegen die Unterdrückung der Frau im privaten und im beruflichen Leben ein.

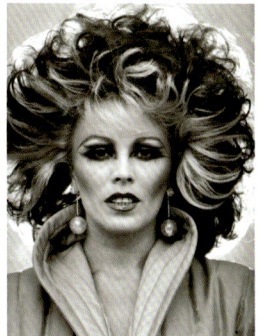

Schauspielerin Christine Schild im Edel-Punk-Look

Ende der 70er

Punks mit dunklen bis schwarzen Lippen rebellieren gegen Kommerz und bürgerliches Streben der Elterngeneration. Andererseits gibt es die gestylten Yuppies, die als „Wirtschaftswunderkinder" mit der Rolex am Handgelenk Karriere machen wollen. Sie lösen die sanfte Hippie-Generation ab.

Neu auch die dritte Kraft: Das androgyne Geschlecht zeigt sich öffentlich. (Androgynie: die Vereinigung männlicher und weiblicher Körpermerkmale und Wesenszüge in einer Person). Der „Rocky Horror Picture Show" (Premiere 1975 in London) gelingt es, diese Lebensart auch als etwas Selbstverständliches zu begreifen. Für David Bowie, Mick Jagger, Gary Glitter, Boy George und viele andere ist es normal, sich die Lippen zu schminken.

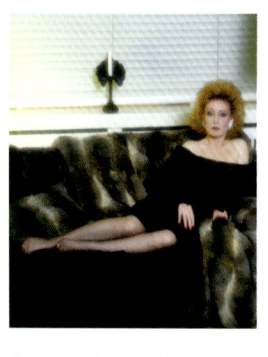

Chanson-Star und Schauspielerin Ingrid Caven in Haute Couture-Mode

1978

Yves St. Laurent entwirft das Bühnenkleid für die deutsche Chansonsängerin Ingrid Caven (Ex-Frau von Rainer Werner Fassbinder) für ihren Auftritt in Paris. Dazu trägt sie den YSL-Kultlippenstift „Rouge Pur" in intensivem Pink-Fuchsia Rot mit der Nr. 19, der noch heute zu den Bestsellern gehört.

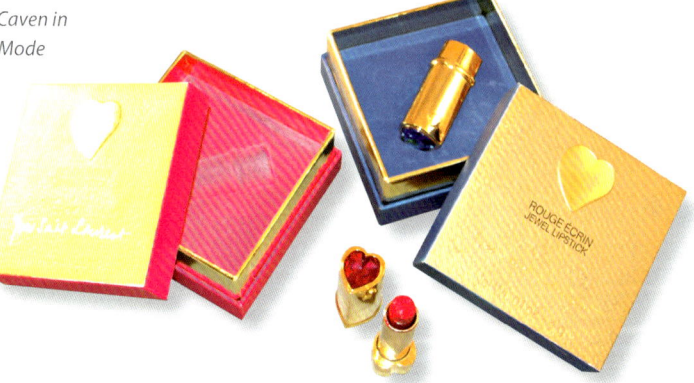

Luxus-Lippenstifte von YSL in goldener Hülle mit geschliffenem Glasstein in Herzform: damaliger Preis 130 Mark (ca. 1980).

Meine Chronologie des Lippenstiftes

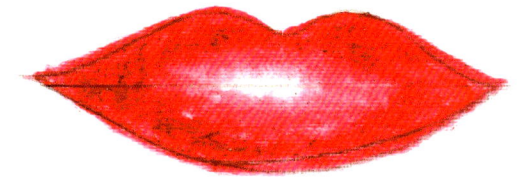

DISCO – ZEIT
Ca. 80er Jahre

Im Kino tanzt Patrick Swayze mit Jennifer Grey in „Dirty Dancing". Die Frauen gehen im Glitzer-Look aufgerüscht und mit hochtoupierten Haaren in die Disco. Im Fernsehen animieren Serien wie „Denver-Clan" (mit Joan Collins als Biest) und „Dallas" (mit Linda Gray als Sue Ellen) zum Style mit üppiger Mode und viel Make-up. Die Lippen werden zu den breiten Schulterpolstern groß und kräftig geschminkt. Selbst männliche Stars wie Gary Glitter und Boy George treten mit geschminkten Mündern auf. Auffallen um jeden Preis ist im Trend.

Die Stars in dieser Zeit:
Amanda Lear, Jennifer Rush,
Madonna, Tina Turner, Gloria Estefan,
Whitney Houston, Sandra, Nena,
Veronika Fischer, Dagmar Frederic

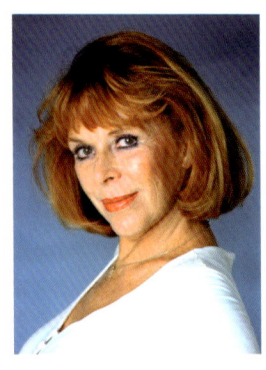

Ursula Heyer, Schauspielerin und Synchronstimme von Joan Collins, einmal in natura und einmal mit Make-up, dunkler Perücke und roten Lippen im „Denver-Biest-Look".

Ab 1980

TV-Serien wie „Denver" und „Dallas" sind Trendsetter: gepolsterte Schultern, starkes Make-up und üppige Fön-Frisuren (Joan Collins). Aber auch die Pop-Diven Madonna, Whitney Houston, Diana Ross und Cher sowie Rockröhre Tina Turner sind viel kopierte Stil-Ikonen.

Lippenstifte mit Geschmack erobern den Markt. Mit dem Disco-Fieber erhält das Make-up einen neuen „Strich" – purpurrote Lippen, Make-up total.

1984/85

Schon politisches Tauwetter? Schauspielerin Judy Winter (West) dreht den Film „Die Ärztinnen" mit Kollegin Inge Keller (Ost) für die DEFA.

1986

Für Lippenstift & Co. muss kein Tier in Deutschland (West) mehr leiden: Das Tierschutzgesetz verbietet Tierversuche für die dekorative Kosmetik (EU-Verbot seit 2004).

1989

Nach Mauerfall und Wiedervereinigung der beiden deutschen Staaten (1990) öffnen sich langsam – und dann immer schneller – die osteuropäischen Grenzen. Einen Aufbruch von „Jung-Europa" prognostizieren die Wissenschaftler. Die erste Computer-Kunst entsteht, Musik- und Modewellen werden an- und ausgeschwemmt, wie z. B. Techno, Piercings und Tattoos, bunte Haare, Strähnchen und Strähnen. Man zeigt, was man fühlt, Kino und Fernsehen und die Straße spiegeln die Entwicklung wider.

Zunächst nur in Berlin lassen es die Techno-Jünger krachen auf der „Love-Parade", und die homosexuellen Männer und lesbischen Frauen beim „Christopher-Street-Day" (CSD).

Einige Jahre später gibt es ein neues Wort für die bunte Männerszene. Der „metrosexuelle Mann", eine Mischung aus Macho und Diva, wird populär. Fußballstar David Beckham ist dafür die Werbe-Ikone. Und nun plädiert auch Modemacher Jean Paul Gaultier für Make-up und Lippenstift für Männer.

Schwule und Lesben kämpfen beim Christopher Street Day für ihre Rechte, wie hier zwei Drag Queens mit Puderdose und Lippenstift.

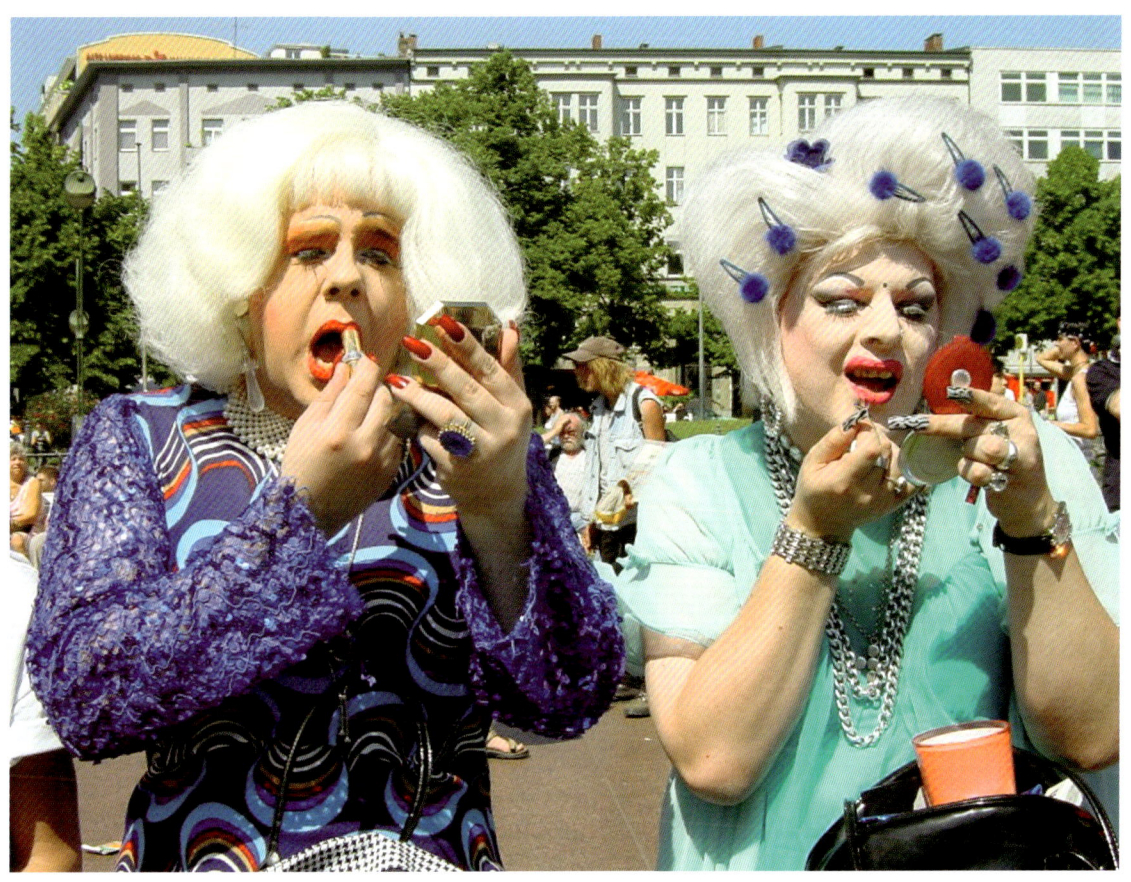

Meine Chronologie des Lippenstiftes

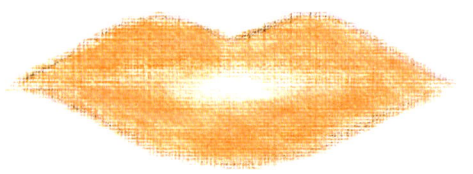

NUDE – ZEIT
Ca. 90er Jahre

Was jetzt zählt, ist Qualität, nicht Quantität in Mode und Make-up. Zu eleganten Hosenanzügen und dem „Kleinen Schwarzen" spielt der Lippenstift nur eine Nebenrolle. Der Mund wird in matten Naturtönen geschminkt von Sand über Beigebraun bis Rosenholz, im sogenannten „Nude-Look". Dazu eine zart bräunliche Kontur. Die Modedesignerin Jil Sander, aber auch die französischen und japanischen Designer propagieren diesen Style und viele Frauen sowie die Visagisten folgen ihnen. Weniger ist also mehr.

Die Stars in dieser Zeit:
Kate Moss, Nadja Auermann, Claudia Schiffer,
Anouschka Renzi, Céline Dion, Sharon Stone,
Blümchen (Jasmin Wagner)

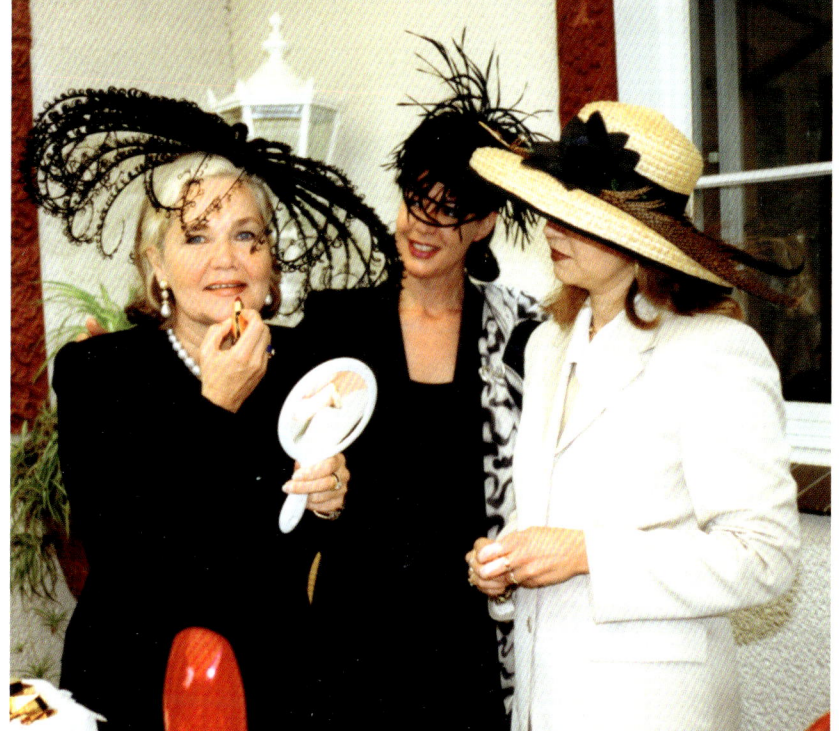

Charity-Lady Ulla Klingbeil aus Berlin versteigert bei ihren berühmten Hutparties gesponserte Lippenstifte für den guten Zweck. Ihr Engagement gilt sozial benachteiligten Kindern und Jugendlichen in Deutschland.

Die 90er

Die Gefahren der HIV-Infektion (AIDS) sind in vielen Ländern der Welt immer mehr in den Focus der Weltöffentlichkeit geraten. „Lipstick for Charity" – MAC lanciert mit Spokesperson RU Paul den VIVA GLAM Lippenstift, dessen Erlöse in die MAC Aids Stiftung fließen. Bis 2004 konnten 40 Millionen Dollar zur Verfügung gestellt werden.

1991/1992

wird im schweizerischen Genf das World Wide Web (www) entwickelt. Das Internet überrollt die Welt. Das Handy ist fast noch wichtiger als die Zahnbürste.

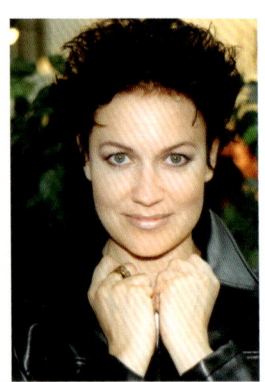

TV-Moderatorin Andrea Horn im „Nude-Look"

1996

Die Lippen werden im Nude-Look geschminkt mit Farben in Teint, Puder, Beige. Natürlichkeit ist Trumpf, auch bei der Wahl der Lippenstiftfarbe. Mode-Designerin Jil Sander hat diesen Trend mit ins Leben gerufen.

1999

Neben den Bühnen-, Fernseh- und Kino-Stars macht sich immer mehr eine neue Gruppe breit, die bald Star-Ruhm erntet: Es sind die Models auf den internationalen Laufstegen, wie z. B. Claudia Schiffer, Naomi Campbell, Kate Moss, Nadja Auermann und Heidi Klum, die heute mit ihren TV Casting-Shows für den Nachwuchs einen riesigen Erfolg verbuchen kann.

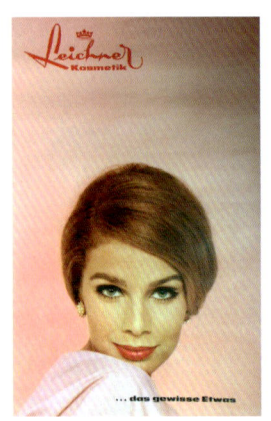

Gloria Friedrich: In den 60er Jahren gehörte sie zu den meistfotografierten Fotomodellen der Welt und machte auch Lippenstiftwerbung für Leichner.

Schon einmal hatte es diese Entwicklung im Wirtschaftswunder Deutschland in den späten 50er und 60er Jahren gegeben, als Top-Models, wie z. B. Gloria Friedrich („Preußens Gloria" wurde sie genannt), Haute Couture der deutschen Designer (Heinz Oestergard, Detlev Albers, Uli Richter) präsentierten.

2000

Ein neues Jahrtausend beginnt – alles läuft auf die Einführung der neuen europäischen Währung zu, den Euro (2002) und auf das, was mit dem neuen Wort – bereits in aller Munde – beschrieben wird: Globalisierung. Der Jahreswechsel von einem in das andere Jahrtausend wurde „global im TV gesehen" und an allen Orten der Welt gefeiert.

Neue Verhaltensweisen der Frauen sind weltweit zu besichtigen: Modisch und kosmetisch geht es im Alltag sportlich und locker, fast freizeitmäßig zu. In bestimmten Berufen und bei offiziellen Anlässen der berufstätigen Frau wird ein schickes Kostüm oder der Hosenanzug getragen, dazu ein perfektes Make-up mit viel Lipgloss. Doch am Abend wird alles nachgeholt, was tagsüber farblich „versäumt" wurde: Rote Lippen, Smoky-Eyes, Schmuck – muss schick, aber nicht echt sein.

Meine Chronologie des Lippenstiftes

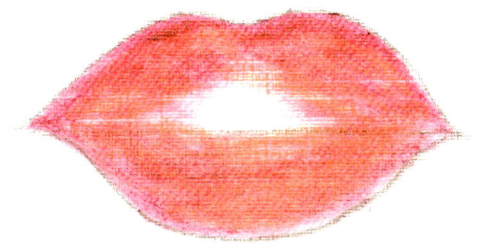

MILLENNIUM – ZEIT
Anfang 21. Jahrhundert

Das 21. Jahrhundert beginnt – die Welt feiert! Schluss mit Zurückhaltung in Mode und Make-up. Pompöse Auftritte auf dem roten Teppich mit viel nackter Haut, viel Bein und viel Dekolleté sind angesagt. „Promi"-Frau zeigt, was sie hat, auch viel Lippe. Das Zeitalter von Botox & Co. ist da. Die Lippen werden vom Schönheitschirurgen nach Wunsch regelmäßig aufgespritzt und geformt, die Lippenkontur mit Permanent-Make-up tätowiert und wasserfest gemacht. Der Lippenstift mit pflegenden und glossigen Inhaltsstoffen dient als Zusatz für Glanz, Booster- und 3D-Effekt. Er gehört jetzt zu den meistverkauften Schönheitsprodukten der Welt.

Die Stars von heute sind in jedem Lifestyle- und Modemagazin und vielen Fernsehshows zu sehen.

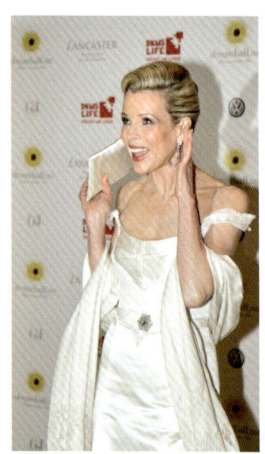

Hollywood-Star Kim Basinger mit leuchtend roten Lippen auf dem roten Teppich beim DKMS- Dream-Ball in Berlin. Die Deutsche Knochenmark-Stiftung (www.DKMS-life.de) führt auch kostenlose Schminkseminare für krebskranke Frauen durch.

Schwarz glänzende Lippenstifthüllen mit Silber sind total im Trend. Viele Luxusmarken greifen dies auf.

2003
Laut Statistik ist der Lippenstift das beliebteste Beauty-Utensil. Über 80 Prozent aller Frauen zwischen 20 und 60 Jahren benutzen ihn.

2004
Von Kanebo wird mit „The Lipstick" erstmals ein Lippenstift mit Gold und Seide vorgestellt. Die 15 Farben haben einen Effekt, der an die japanische Lackkunst erinnert.

2005
Die Stiftung Warentest prüft erstmals Long Lasting Lippenstifte, die längere Haltbarkeit versprechen. Ergebnis: Über die Hälfte sehr gut bis gut.
Das Lippenrot des 21. Jahrhunderts hat neben dekorativen auch pflegende Eigenschaften, es enthält Vitamine, pflegende Öle, Liposome, Lichtschutzfilter.

2007
Ungeschminkt vor dem Pokal und fern der Heimat holen die deutschen Frauen den Fußball-Weltmeistertitel in China (nach 2003 in den USA).

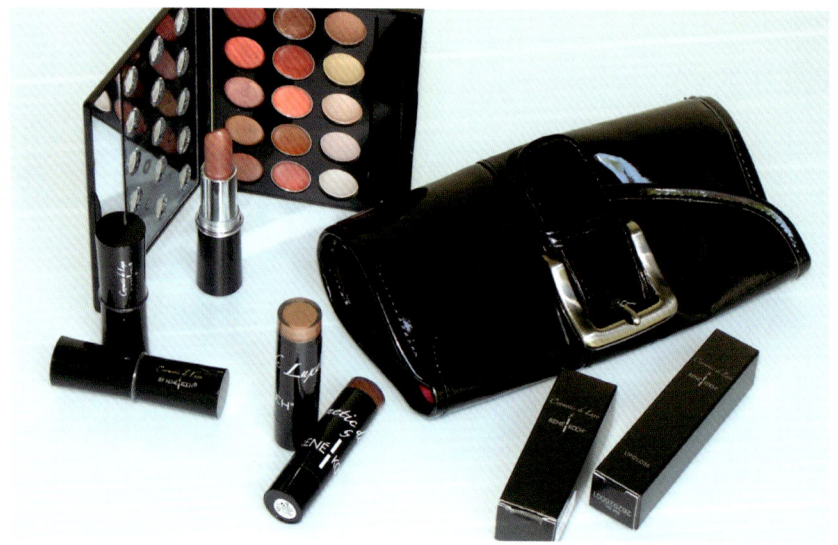

2008

Der Lippenstift feiert seinen 125. Geburtstag. Die Branche feiert mit. Eröffnung des Lippenstift-Museums durch eine Sonderausstellung im Berliner Nobelkaufhaus „Galeries Lafayette"; ein Magnet für Prominente, Kaufhauskunden und Touristen, die dem „roten Winzling" gratulieren.

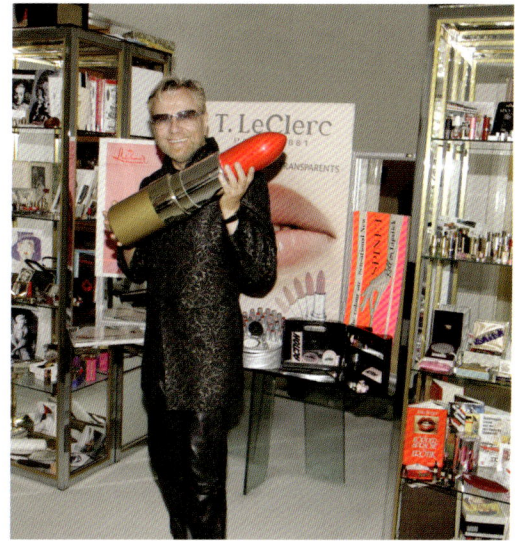

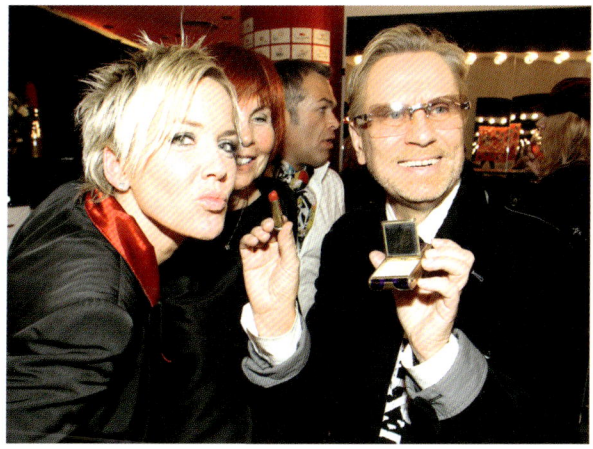

Die Lippenstift-Sammlung von René Koch, in über 25 Jahren zusammengetragen, ist im Berliner Cosmetic & Camouflage Centrum zu besichtigen. Führungen auf Anfrage: Tel.: 030/ 854 28 29, www.rene-koch-berlin.de

Gratulantin: Inka Bause, Sängerin und erfolgreiche TV-Moderatorin

2009

Die nunmehr populäre Lippenstift-Sammlung geht auf Tournee ins Stadtmuseum „Alte Burg" in Wittenberge an der Elbe sowie nach Schloss Wackerbarth in Radebeul bei Dresden. Zum Start des Rosé-Sektes „Gräfin Cosel" im sächsischen Staatsweingut kreiert René Koch einen Lippenstift mit goldgeriffelter Hülse in einem rosa Satin-Täschchen in limitierter Auflage: „Gräfin Cosel, Liprouge". Das Leben der Gräfin, sie war die Mätresse von Friedrich August, genannt „August der Starke", beschäftigt bis heute Romanautoren, Filmemacher und Historiker.

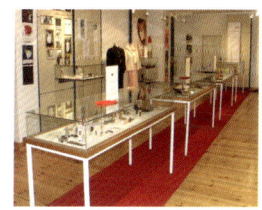

Stadtmuseum „Alte Burg"

Wenn Lippenstifte sprechen könnten...
WAS ICH ERLEBTE UND ERFAHREN HABE

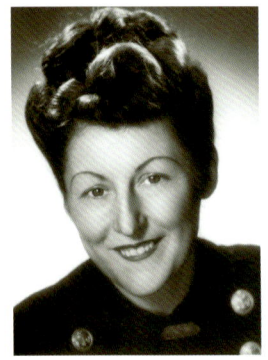

Gertrud war Berliner Trümmerfrau und brachte mir einen der ersten Drehlippenstifte, den sie von einem amerikanischen GI bekommen hatte.

Als ich zum ersten Mal Leserinnen und Leser in Zeitungen und Zeitschriften sowie Fernsehzuschauer von MDR, rbb und ZDF bat, mir ihre Sammelstücke zum Thema Lippenstift zur Verfügung zu stellen, erhielt ich viele Exponate, Lippenstifte, Plakate, Kuriositäten. Meine „Mitsammler" erzählten mir ganz private Geschichten dazu.

Einmal kam eine Dame zu mir, brachte mir einen Brief und einen Lippenstift. Sie „beichtete" mir an einem Nachmittag ihre große Liebe. „Ich muss das einfach mal einem Menschen erzählen", lächelte sie, und die Fältchen in ihrem schönen Altersgesicht vertieften sich noch ein wenig.

1946 hatte sie einen amerikanischen Soldaten kennen gelernt. „Ich war verheiratet, mein Mann galt als verschollen, schon zwei Jahre lang. Dann lernte ich Jim in einem Berliner Tanzlokal in Charlottenburg kennen. Das Lokal besuchten damals viele amerikanische Soldaten und junge deutsche Frauen. Meine beste Freundin hatte mich gedrängt mitzukommen. Als Jim mich zum Tanz aufforderte, wollte ich nein sagen, auch später immer wieder: Nein, nein, nein! Ich fühlte mich schuldig, aber ich war total verliebt in Jim. An einem der nächsten Abende habe ich ihm die Wahrheit gesagt, ich wolle bei meinem Mann bleiben, wenn er zurückkäme.

Jim war nicht nur ein toller Typ, sondern auch ein fairer Kerl. Als dann die Nachricht vom Deutschen Roten Kreuz kam, dass mein Mann lebt, habe ich sofort mit Jim Schluss gemacht. Wir liebten uns ein letztes Mal. Er ging weg, ich sah ihn nie wieder. Zwei Tage später erhielt ich einen Brief von ihm voller Liebe und Zärtlichkeit. Quer über den Brief hatte Jim einen Lippenstift geklebt, einen von diesen neuen wunderbaren Drehstiften, in einem tollen Rot, das er an mir so geliebt hatte. Meinem Mann habe ich nie etwas davon erzählt, warum auch! Aber Lippenstift und Brief habe ich aufbewahrt. Sie sollen nun beides haben."

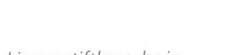

Lippenstiftbrosche in rotem Seidentäschchen

Eine Frau aus Berlin gab mir ihre Erinnerungsstücke: Lippenstifthülsen aus braunem Holz. „Die hat mir mein Mann in der Kriegsgefangenschaft nach 1945 gefertigt", erzählte sie. „Die Tage und Monate in den Gefangenenlagern wurden den Männern lang. Je nach Können beschäftigten sie sich, formten und gravierten z. B. Ringe oder Ketten aus Metall. Mein Mann war Tischler, deshalb drechselte er mir diese Lippenstifthülsen aus Holz. Er wusste, dass ich ganz verrückt war nach Lippenstiften. Die Hülsen sind eine Erinnerung an die schwere Zeit."

Handgefertigte Lippenstifthülsen aus Kirschholz mit passendem Kästchen (40er Jahre)

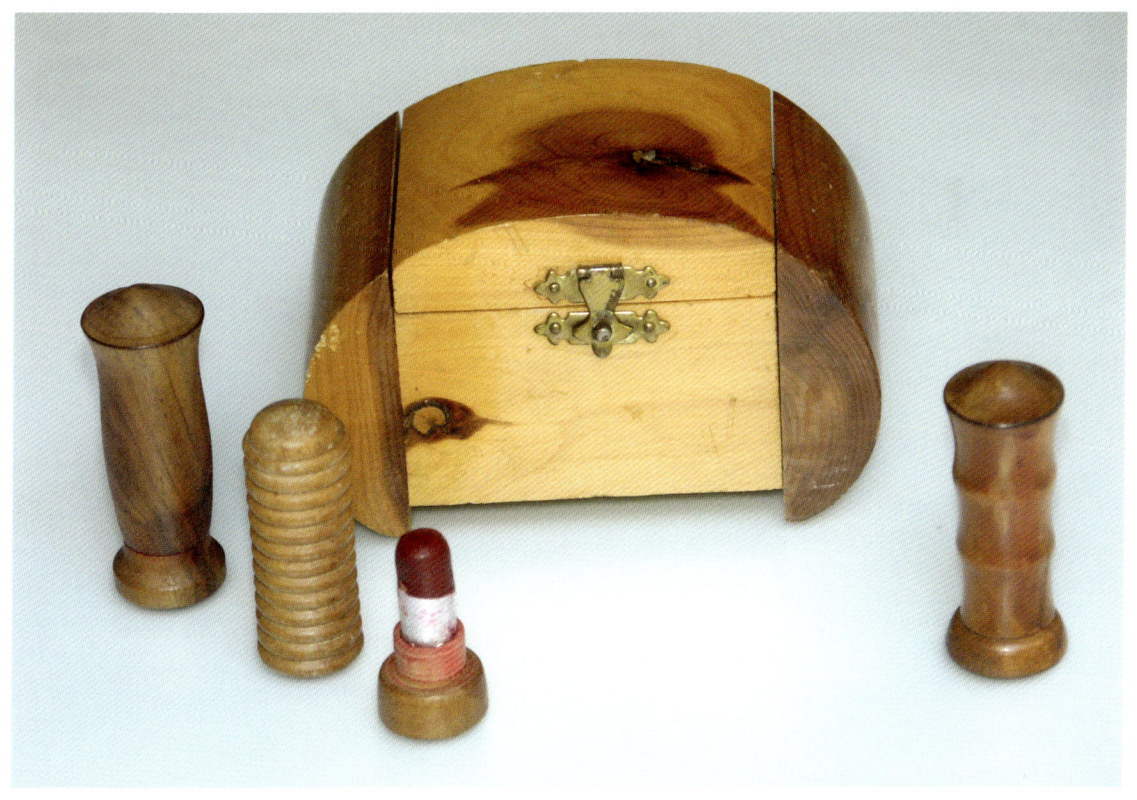

Eine andere Frau brachte mir kostbare Exponate: Ein Foto mit Widmung von Marlene Dietrich, Schminksachen, Nagelfeile und Polierbürste aus feinem Ledertuch und vieles mehr. Ein Mitglied aus ihrer Verwandtschaft, die junge Else Rausch, hatte 1928 das große Los gezogen und arbeitete im neu eröffneten Berliner Salon „Figaro" am Kurfürstendamm als Maniküre. Bald gehörten zu ihren Kundinnen Schauspielerinnen wie Olga Tschechowa, Käthe Dorsch, Gitta Alpar – und Marlene Dietrich (Gitta und Marlene gingen in böser Vorahnung vor der Hitler-Diktatur 1933 in die Emigration). Aus Hollywood schickte Marlene ihrer Maniküre Else 1930 ein Film-Porträt der Paramount-Gesellschaft mit Widmung: „Für Else Rausch viele Grüße! Ich hoffe, Sie sind mit den Händen zufrieden. Marlene Dietrich".

Als Visagist werde ich heute oft gefragt, wie ich zu meinem Beruf gefunden habe. Meine Antwort ist: Meine Mutter hat mich wohl bereits als Knirps inspiriert. Sie liebte rote Lippen, große Hüte, schicke Mode, edle Parfums. Beim Spaziergang durch den Schwetzinger Schlossgarten war sie immer ein „Hingucker". Ich war und bin stolz auf meine Mutter Berta.

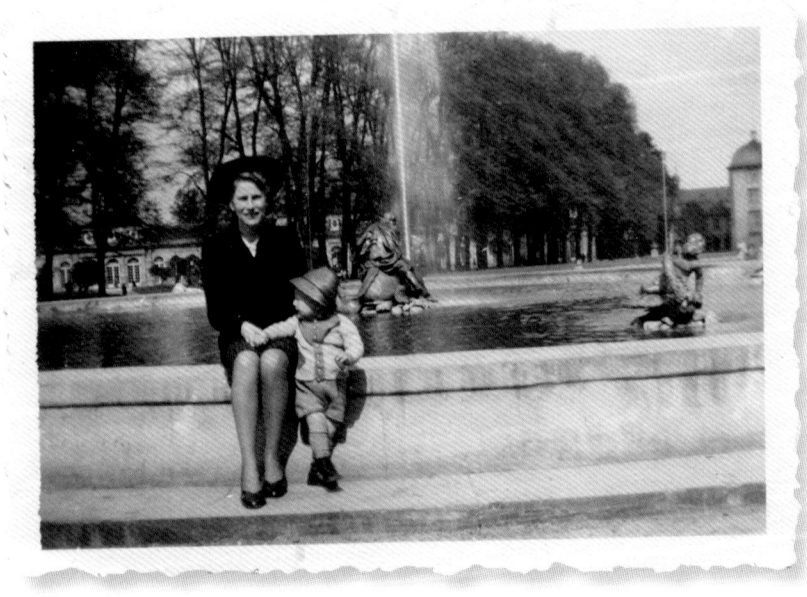

1947 als Zweijähriger mit meiner Mutter im Schwetzinger Schloßgarten beim Sonntagsspaziergang

So viele Prominente sind mir in meinem Beruf begegnet. Daraus haben sich viele freundschaftliche Bindungen ergeben. Die Erinnerungen – auch an jene, die nicht mehr unter uns sind – habe ich für mich als kleine Kostbarkeiten bewahrt.

Der erste Lippenstift – so schön, so heimlich, wie der erste Kuss. Und immer wieder erinnern wir uns und viele unserer Prominenten gern daran.

Katja Ebstein (geb.1943) wohnte während der TV-Reihe "Katja unterwegs in die DDR", 1986, im damaligen Ostberliner „Palasthotel". Als „Souvenirs" brachte sie aus dem Westen Lippenstifte für Freunde und Maskenbildner beim Deutschen Fernsehfunk (DFF) in Adlershof mit. Sie wurde damals als Künstlerin von den Vopos nicht kontrolliert.
Ich war in dieser Zeit Chefvisagist bei „Yves Saint Laurent" und „Charles of the Ritz". Deshalb kam ich preiswert an die Luxusstifte. Nach dem Mauerfall zeigten mir die Masken-Kollegen stolz ihre „roten Schätze" – verschlossen in einer Schmink-Vitrine.

Schauspielerin **Nadja Tiller** (geb. 1929) malte sich das erste Mal 1948 (sie wurde Miss Austria) die Lippen in einem zarten Rosé. „Mein Lippenstift kostete nur ein paar Schillinge in einer Wiener Drogerie. Die Hülle war aus Kunststoff und bereits zum Drehen."

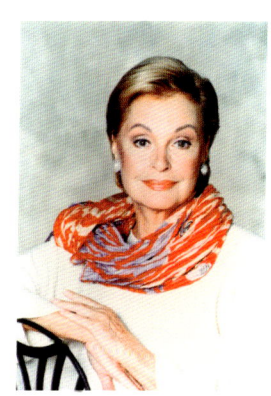

Nadja Tiller, immer perfekt geschminkt

Sängerin **Angelika Milster** (geb. 1951) kaufte ihren ersten Lippenstift in den 60er Jahren: „Meine Mutter durfte davon nichts wissen, ich war erst 12 Jahre alt. Er kostete 2,95 DM, hatte eine hautfarbene Hülle, war nicht rot, sondern fast weiß."

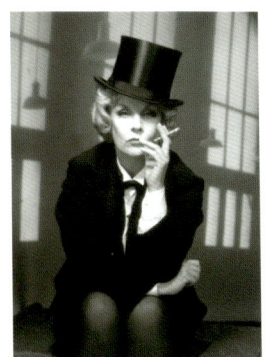

Sängerin und Schauspielerin Heidi Brühl im „Marlene"-Style

Heidi Brühl (1942-1991): Am Anfang ihrer großen Karriere als Musical- und Theaterstar spielte sie eines der entzückenden „Mädels vom Immenhof" (TV-Start 1955). Kurz vor ihrem 14. Geburtstag erstand sie ihren „Ersten" – noch in zartem Rosé: „Doch dann wollte ich es meinem Schwarm Marlene Dietrich gleich tun – rote, verführerische Lippen." Später verkörperte sie ihr Idol in dem Bühnenstück „Marlene".

Judy Winter (geb. 1944): „Mit 15 wollte ich unbedingt älter aussehen", was ihr mit dem dunklen Lipstick auch gelang. Er kostete 2,- DM; 1961 ein Vermögen für junge Taschengeldempfänger, ihres lag bei 5,- DM pro Monat.

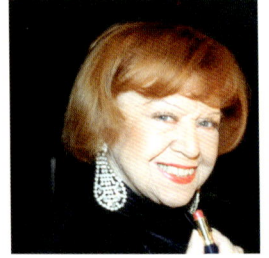

Schauspielerin Brigitte Mira liebte bis ins hohe Alter kräftige Lippenstifte.

Schauspielerin **Brigitte Mira** (1910-2005) erstand ihren „Cyclamroten" für 1,50 Reichsmark. Die 16jährige Biggi wirkte dadurch alt genug, um die Kino-Kassiererin zu täuschen und so die nicht jugendfreien Filme sehen zu können.

Hildegard Knef (1925-2003) war 14, als sie 1939 ihren ersten Lippenstift in einem kleinen Seifengeschäft in Berlin-Kreuzberg „aufstöberte". Er war von „Leichner", in einem blassen Rosa. Diese Farbe gefiel ihr viele Jahre.

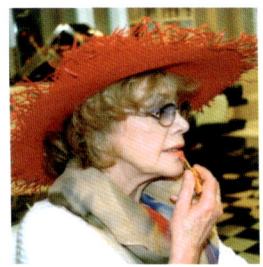

Hildegard Knef blieb dem Lippenstift ein ganzes Leben lang treu.

Sängerin **Veronika Fischer** (geb. 1951): „Mein Erster war von Juvena und kostete horrende 5,95 West-Mark." Den rosigen Stift kaufte sie sich als 17jährige Musikstudentin in einem „Intershop" am Altmarkt in Dresden.

Dagmar Berghoff, ehemalige „Miss Tagesschau" (geb. 1943), galt von 1976 bis 1995 als der „schönste Mund" der ARD: „Den ersten pinkfarbenen Lippenstift erhielt ich zu meinem 15. Geburtstag von meinem jüngeren Bruder, meine Freundinnen beneideten mich darum."

Im Reich der Sinne
Das Märchenschloss Wackerbarths bei Dresden

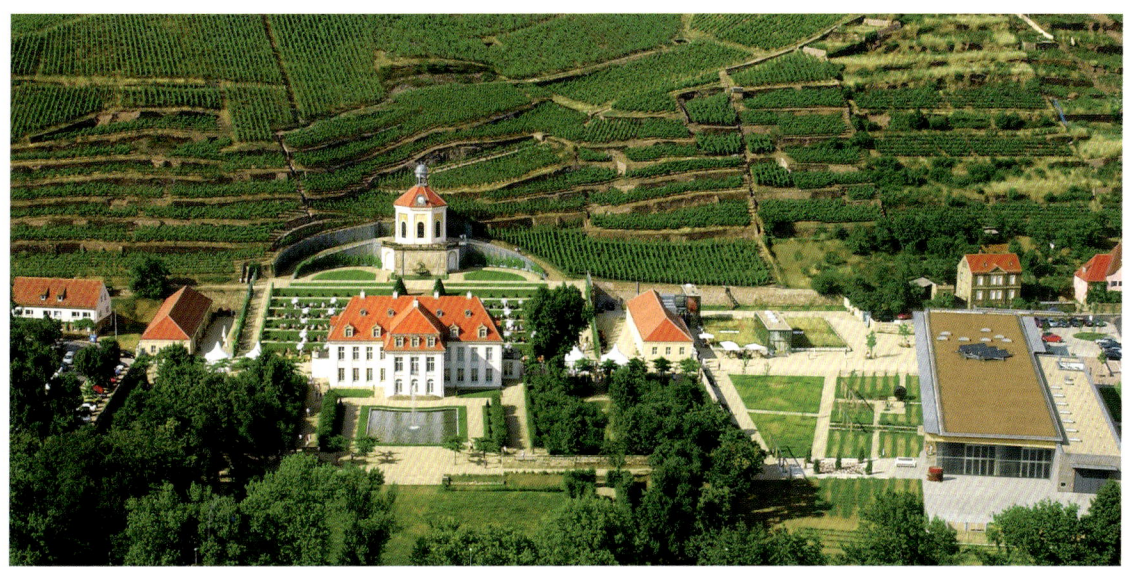

„Europas erstes Erlebnisweingut" lockt erfolgreich mit seiner beeindruckenden Symphonie aus Landschaft, Kultur, Architektur und Geschichte immer mehr Touristen, auch aus dem Ausland, ins malerische Elbtal, ins „Reich der Sinne", Wein- und Sektverkostung sowie Schloss- und Gartenführungen in „Wackerbarths Schloss" inklusive.

Seit der Jahrtausendwende, die ein Umdenken für die touristische Entwicklung von Schloss Wackerbarth brachte, hat das Ambiente des barocken Märchenschlosses einen Event-Charakter erhalten: Neben der Sanierung der historischen Bausubstanz wurde eine Manufaktur für Wein und Sekt als eigenständiger Neubau errichtet. Parallel dazu erfolgte die inhaltliche Ausrichtung durch konsequente Qualitätsorientierung vom Weinberg bis zum Keller. Als Staatsweingut ist die Marke „Wackerbarth" heute bereits ein Kulturbotschafter für Sachsen und über die Landesgrenzen hinaus.

So gehört Schloss Wackerbarth bei Radebeul im berühmten Weinanbau-Gebiet Lößnitz wieder zur besten Adresse für Kenner und Genießer, für special events und große Familien-Feste. Den Grundstein dafür legte der Reichsgraf und Geheimrat Christoph August von Wackerbarth (1662-1734), der sich das Schloss als repräsentativen Altersruhesitz

Ein Schloss für alle Fälle: Feste feiern, auch den schönsten Tag des Lebens, oder einfach nur eine Weinprobe verkosten

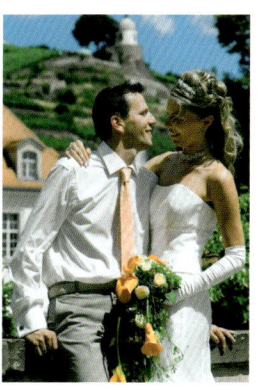

Belvedere – das ideale Ambiente für glanzvolle Empfänge im exklusiven Rahmen

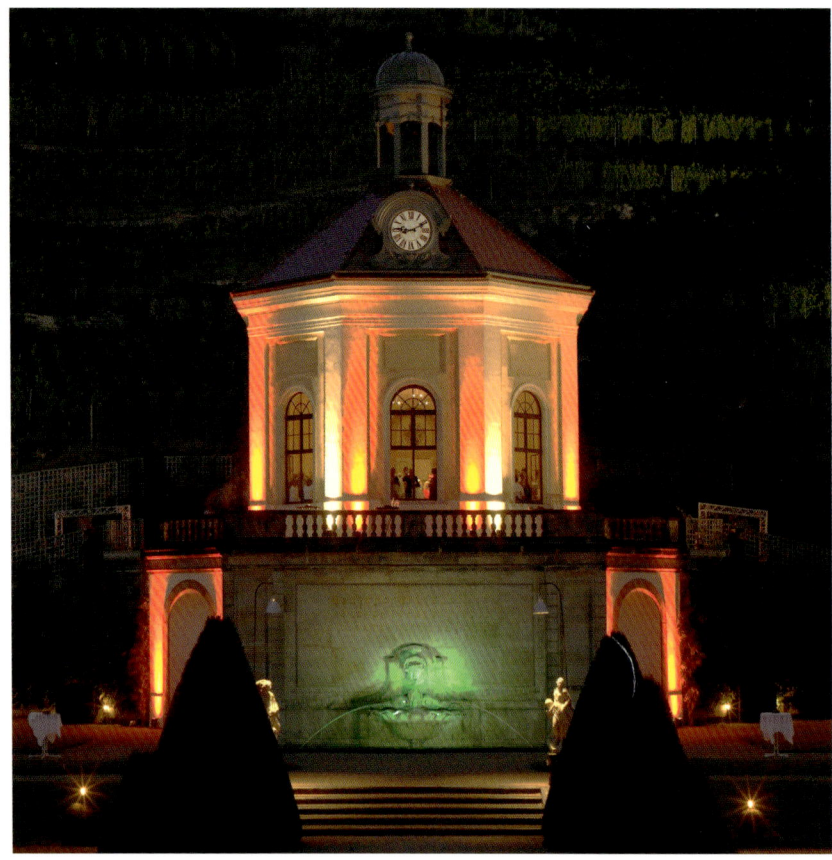

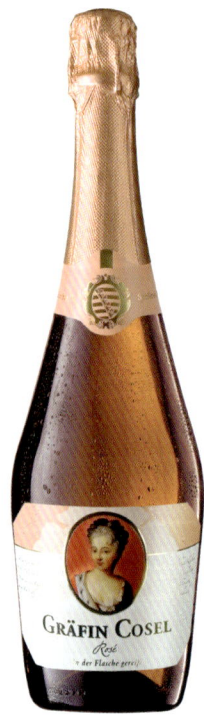

1730 bauen ließ. Der Kabinettsminister und engste Vertraute von August dem Starken engagierte für seinen barocken Rentensitz die damals renommiertesten Landesbaumeister und Architekten Matthäus Daniel Pöppelmann und Johann Christoph Knöffel. Letzterer hatte sich bereits vor Wackerbarths Auftrag einen Namen mit dem Entwurf der Dresdner Frauenkirche gemacht, deren Bau später der Schlossherr aus seiner Privatschatulle großzügig unterstützte. Für den sprichwörtlichen Glanz Sachsens sorgten die opulenten Schloss-Feste des trink- und sinnesfreudigen Adels. Aber es wurde nicht nur getrunken und gespeist, sondern so manch geheime politische Allianz geschmiedet .

Als Hommage an August den Starken und seine Mätresse, die bis heute unvergessene Constantia Gräfin Cosel, kreiert das Weingut zwei Sorten Spezialsekt, wie ihn die beiden auch geliebt hätten. Das Prinzip damals wie heute: Nur sächsische Trauben werden nach dem Verfahren der klassischen Flaschengärung verarbeitet, um die feinfruchtige Sektspezialität und das typische Bouquet zu erhalten.

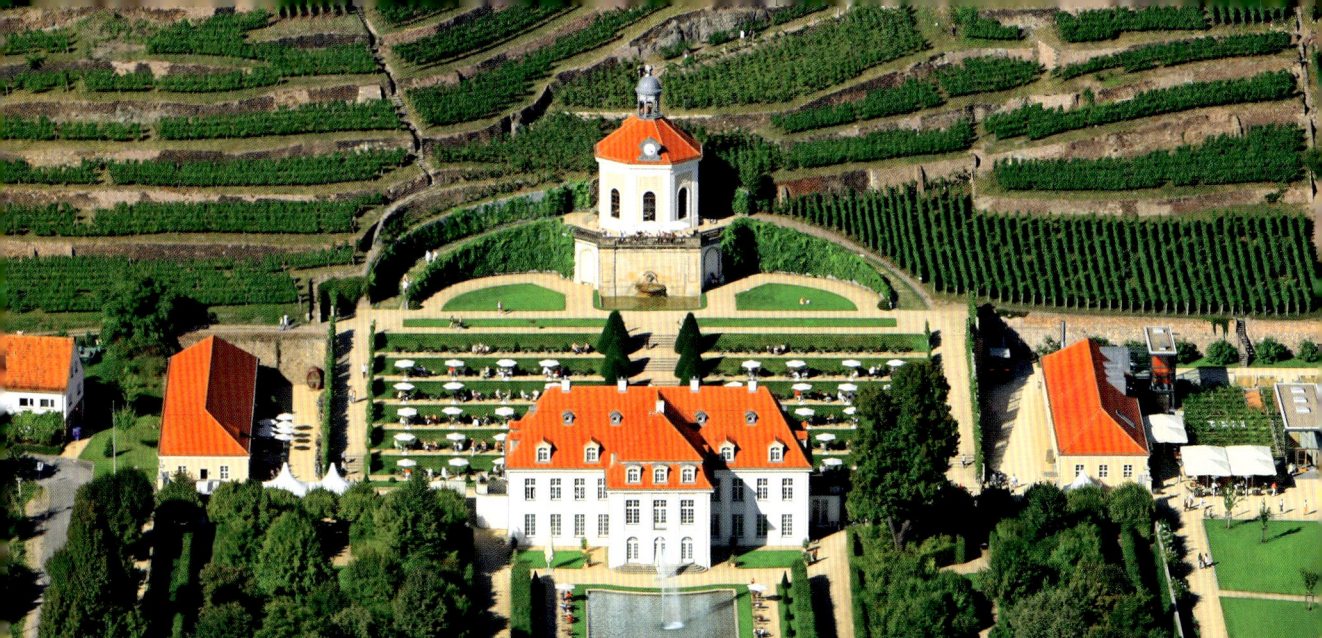

EUROPAS ERSTES ERLEBNISWEINGUT

Willkommen im Reich der Sinne.
Willkommen auf Schloss Wackerbarth.

Wo schon der sächsische Hof rauschende Feste feierte, empfangen wir Sie mit erlesenen Weinen, feinen Sekten, originellen, genussvollen Führungen und charmanter sächsischer Gastlichkeit. Tag für Tag.

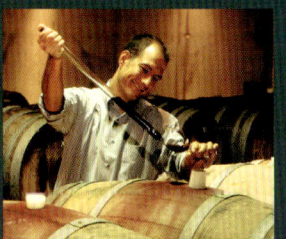

*Schloss Wackerbarth
Kellermeister Jürgen Aumüller*

Jeden Tag Weinseligkeit bei unseren Führungen mit Verkostung

Mo.–Fr.	14.00 Uhr Wein-Führung
	17.00 Uhr Sekt-Führung
Sa. & So.	12.00–17.00 Uhr stündlich
	Wein- oder Sekt-Führung
	weitere Termine nach Vereinbarung

Jeden Tag kulinarische Genüsse in unserem Gasthaus

Mo.–Fr.	12.00–22.00 Uhr
Sa. & So.	10.00–22.00 Uhr

Jeden Tag erlesene Angebote in unserem gutseigenen Markt

täglich	9.30–20.00 Uhr

Weitere erlesene Veranstaltungen finden Sie unter www.schloss-wackerbarth.de.

Schloss Wackerbarth
ERLESEN SÄCHSISCH

Sächsische Staatsweingut GmbH · Wackerbarthstraße 1 · 01445 Radebeul · Tel. 03 51.89 55-0 · Fax 03 51.89 55-250 · www.schloss-wackerbarth.de

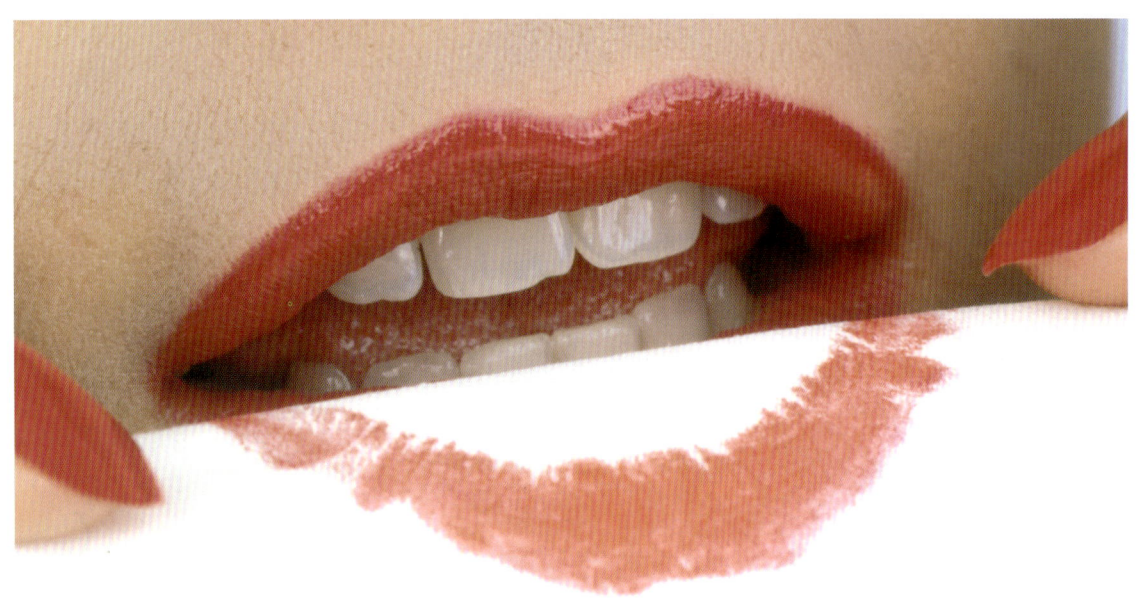

Küsschen, Küsschen

Prominente schenken Geburtstags-Küsse

Wetten, dass ich alle Lippen kenne

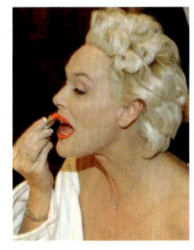 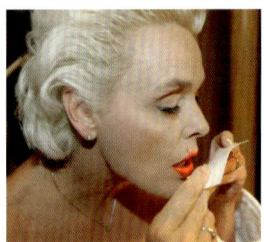 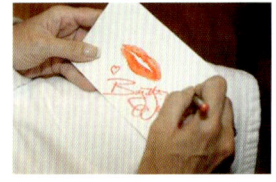 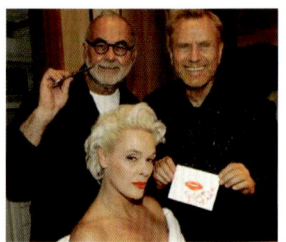

Hollywood-Diva Brigitte Nielsen signiert nach dem Beauty-Styling durch René Koch und Udo Walz ihren Kußabdruck.

Viele prominente Frauen und Männer schenkten mir ein Souvenir: einen Kuss-Abdruck. Obwohl jeder eine andere persönliche Note hat, bin ich mir (fast) sicher, die Lippen der Prominenten zu erkennen – wie ein Kandidat aus der ZDF-Show „Wetten, dass...". Für mein Lippenstift-Museum habe ich die Küsse als bunten Blumenstrauß arrangiert.

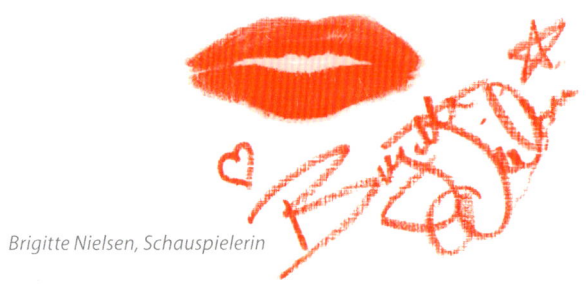

Brigitte Nielsen, Schauspielerin

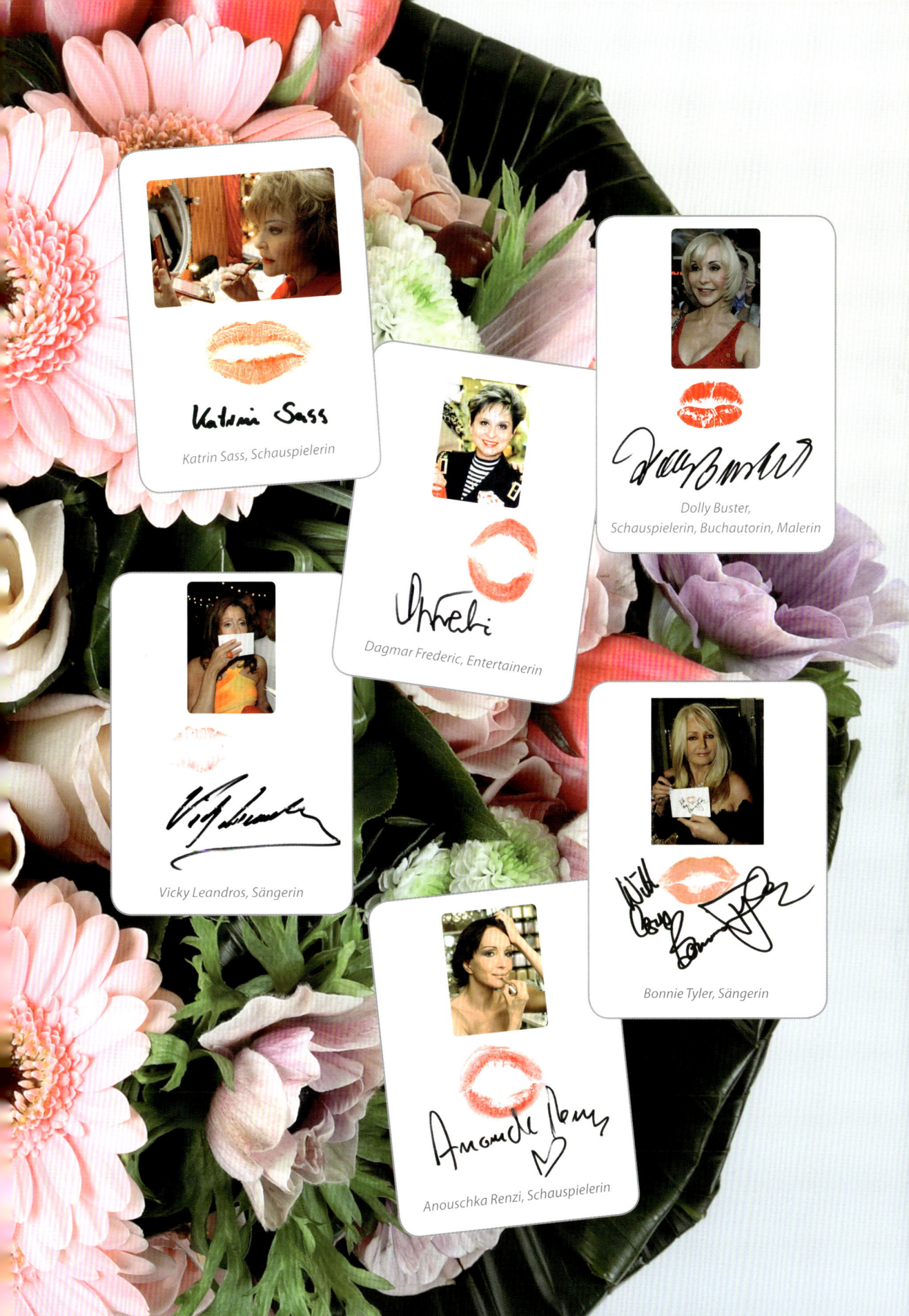

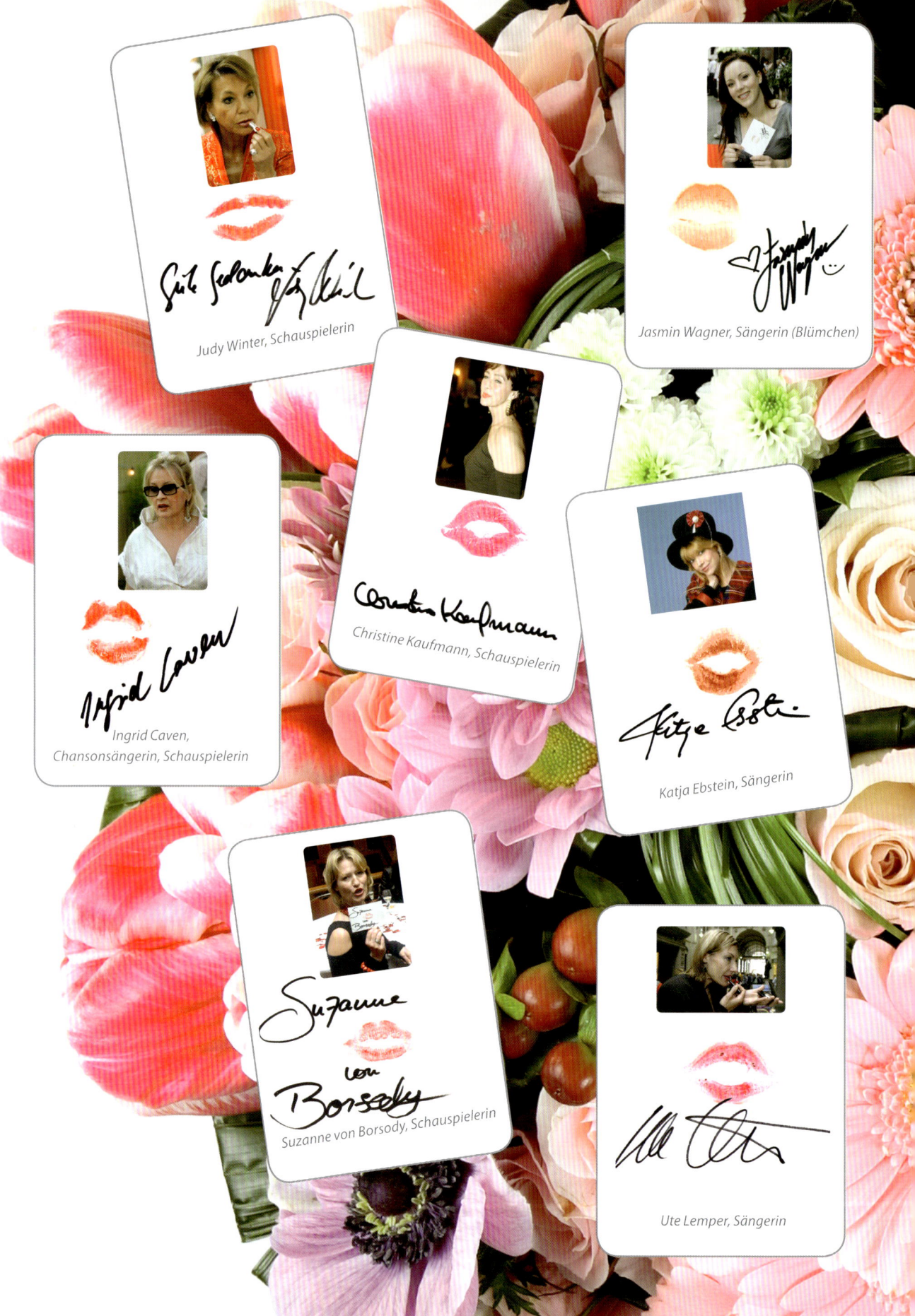

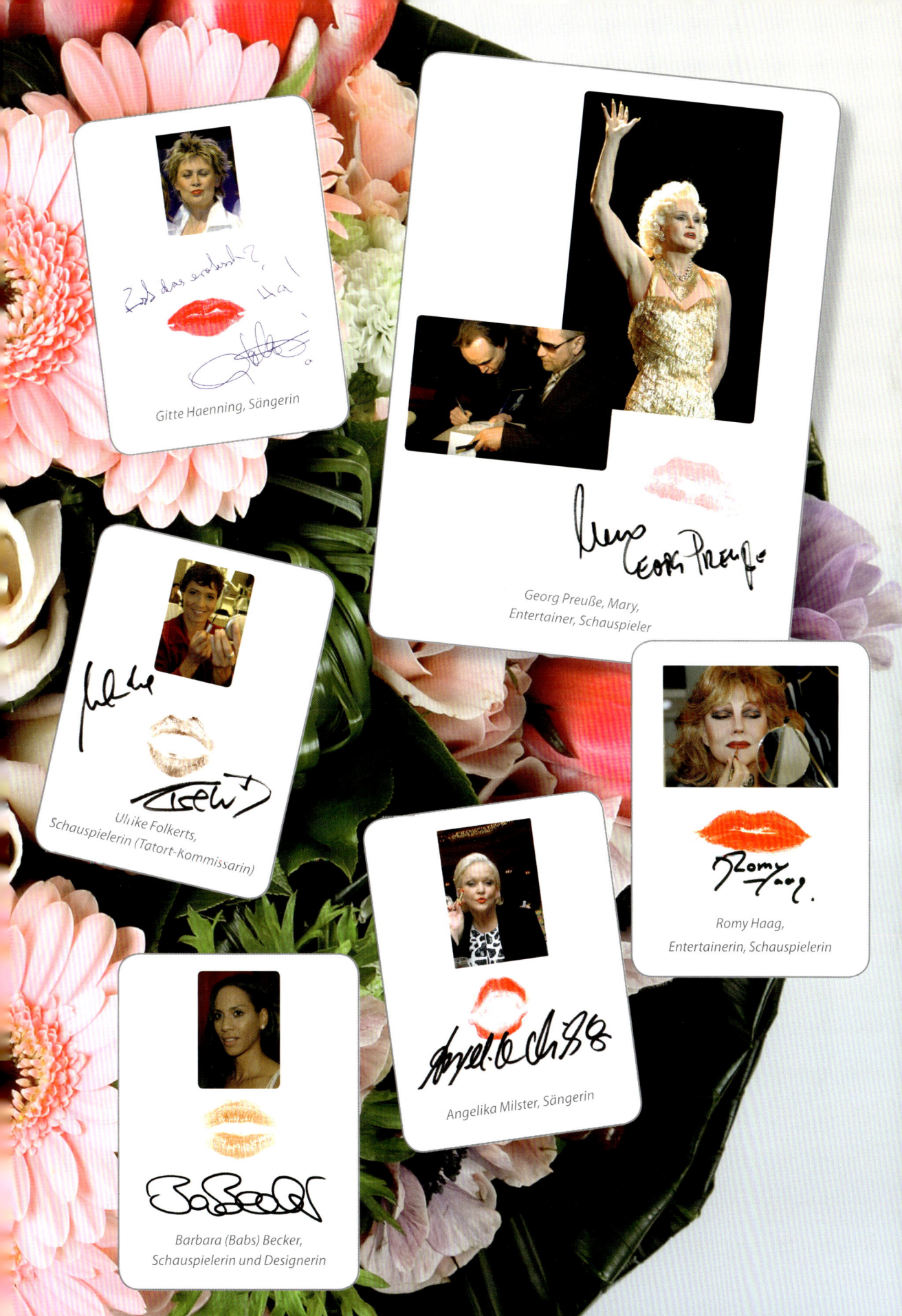

Gitte Haenning, Sängerin

Georg Preuße, Mary,
Entertainer, Schauspieler

Ulrike Folkerts,
Schauspielerin (Tatort-Kommissarin)

Romy Haag,
Entertainerin, Schauspielerin

Angelika Milster, Sängerin

Barbara (Babs) Becker,
Schauspielerin und Designerin

Was wäre die Kunst ohne Sammler!
So packte mich die Leidenschaft

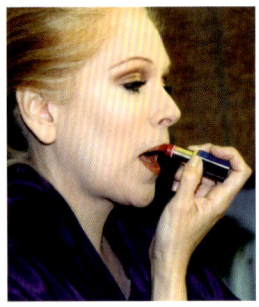

Broadwaystar Florence Lacey als Evita im gleichnamigen Musical mit dem berühmten Dior-Red-Lippenstift

„Die Sammler sind doch glückliche Menschen", schrieb Goethe vor über 200 Jahren. Und man denkt sofort an die privaten Kunstsammler, ohne die es die vielen Schätze in Museen, in Nationalgalerien, in zahlreichen Ausstellungen nicht gäbe. Die Sammler sind eine große Gemeinde weltweit. Sie sammeln und bewirken damit - von der großen Kunst bis zu den Überraschungseiern-, dass das Wissen über unsere Gesellschaft, die Zeit, das Leben vor dem Vergessen bewahrt wird.

Das Sammeln geschieht unabhängig von seinen materiellen Werten: Briefmarken, Bierdeckel, Elefanten, Puppen, Bären, Parfumflakons oder – wie ich – Lippenstifte. Als ich begann, redete ich mir ein, das Sammeln der Lippenstifte gehöre eben einfach zu meinem Beruf. Heute weiß ich, auch mich hatte die Sammelleidenschaft gepackt, und es gelang mir, Leserinnen, Zuschauerinnen und Freunde damit „anzustecken".

Mit wie viel Glück, Spannung, Befriedigung habe ich erst kürzlich das Päckchen von Freunden (Hans und Detlef) aus Argentinien geöffnet. Sie hatten für mich auf einer Auktion in Buenos Aires eine kleine Rarität ersteigert: ein Lippenstift-Set von Evita Peron (1919-1952), argentinische Politikerin. Sie hatte großen Anteil am Aufstieg ihres Mannes Juan Peron zum argentinischen Präsidenten. Sie setzte sich ein für die Armen, führte das Frauenwahlrecht in Argentinien ein und gründete ein soziales Hilfswerk. In dem weltberühmten Musical „Evita" wird ihr Leben gewürdigt.

Luxuriöse Lippenstifte mit ungewöhnlichen Verzierungen aus Buenos Aires

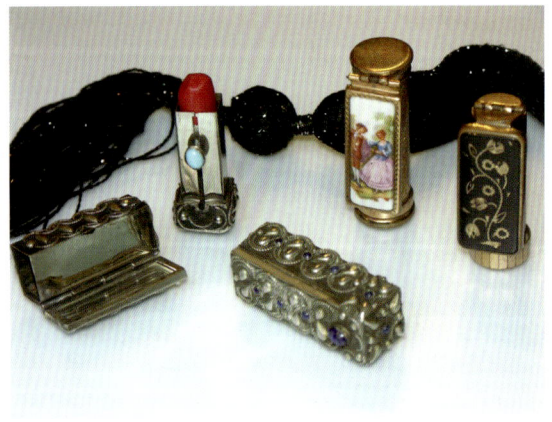

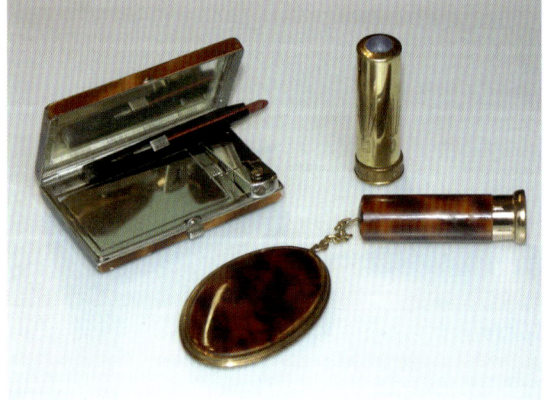

Jagdfieber, Aufregung, Glück, Befriedigung, neue Erkenntnisse – das alles erhält der Sammler als „Gegenwert" für seine Leidenschaft. Der Drang und Hang zum Sammeln ist eine Eigenschaft des Menschen, sagt die Kulturwissenschaft. Der „Jäger" wurde sesshaft, betrieb Ackerbau und sammelte zunächst mit der Frau gemeinsam Naturalien – heute sind es Kulturgüter...!

Unterschiede zwischen Sammlern und Sammlerinnen gibt es nur in der Auswahl der Objekte, nicht aber in der Bereitschaft, sie zu bewahren, zu ordnen, zu katalogisieren, sagen die Statistiker. Frauen sammeln heute genau so gerne wie Männer. Das kann ich nur bestätigen: Viele Frauen haben Verständnis für meine Sammelleidenschaft, sie haben mir ihre Lippenstifte geschickt, geschenkt, mir ihre kleinen und großen Geheimnisse über ihren „Schatz" verraten, das hat mich sehr berührt. Danke!

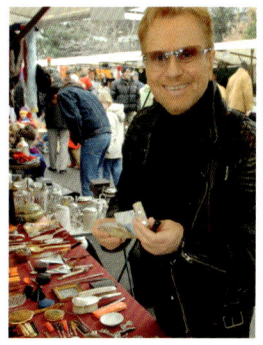

Jeden Sonntag stöbere ich auf den Berliner Flohmärkten nach neuen Schätzen.

René Koch, karikiert von M. König 2002

Lippenstift-Telefon aus England („Lip-Talk") sowie Tasse mit Lippen-Abdruck und Boxershort mit Lippen- und Lippenstift-Motiven

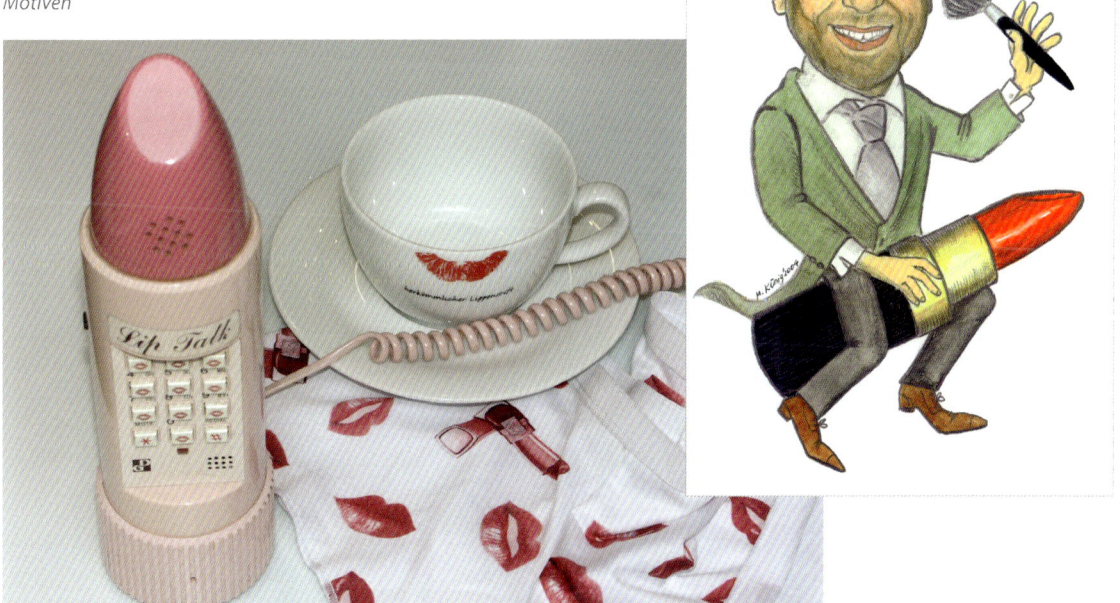

Rote Rosen, rote Lippen, roter Wein...
Was der Mund singt und spricht

Ältester Filmkuss: 1896 in dem US-Film „Die Witwe Jones".

Von 1930 bis 1967 galt der sogenannte „Hays Code" (Hays war Wahlkampfmanager). Es wurde den Schauspielern vorgeschrieben, wo und wie sie küssen durften: Küsse nicht länger als 3 Sekunden, nicht in horizontaler Position. Trotzdem gab es den ersten Zungenkuss 1961 in „Fieber im Blut" mit Natalie Wood und Warren Beatty, USA. Früher wurde auch in Deutschland bis Ende der 50er Jahre der Kuss nur „markiert".

Längster Filmkuss: 185 Sekunden in dem Film „Du bist jetzt Soldat" mit Regis Toomey und Jane Wyman (Ex-Frau von US-Präsident Ronald Reagan).

Erotischste Filmküsse: Ingrid Bergman und Humphrey Bogart in „Casablanca", Deborah Kerr und Burt Lancaster in „Verdammt in alle Ewigkeit", Vivian Leigh und Clark Gable in „Vom Winde verweht", Julia Roberts und Richard Gere in „Pretty Woman", Kate Winslet und Leonardo DiCaprio in „Titanic".

„Küsse sind das, was von der Sprache des Paradieses übrig geblieben ist" sagte der Schriftsteller Joseph Conrad (1857-1924).

Küssen – einen schöneren Liebesbeweis kann es nicht geben – ob zärtlich, schüchtern, verspielt, verlangend, freundschaftlich. Damit zeigen wir Zuneigung, Mitgefühl, Respekt, Liebe. Erinnern wir uns nur an die großen Hollywood-Filme:

Wenn Rhett Butler alias Clark Gable in „Vom Winde verweht" die widerspenstige Scarlett (Vivian Leigh) mit einem leidenschaftlichen Kuss – fast – zähmt...

Wenn Richard Gere in „Pretty Woman" die Feuerleiter erklimmt und seine Julia Roberts, das Callgirl, doch in sein Leben lässt...

Wenn auf dem Bug der „Titanic" Leonardo DiCaprio und Kate Winslet endlich mit ihren Lippen verschmelzen, dann möchte man gar nicht wissen, dass der Luxusdampfer untergeht...

Wussten Sie übrigens, dass der Titel „Lucky Lips" bereits 1957 entstanden ist? Mit der Rhythm-and-Blues-Sängerin Ruth Brown (1928-2006) wurde die erste Aufnahme des Songs vom Starkomponisten Leiber/Stoller („Teenager in Love") aufgenommen. Brown – damals auf dem Höhepunkt ihrer Karriere mit vielen Nummer-Eins-Hits – schaffte es aber mit diesem Stück nur auf Platz 22 der US-Pop-Charts. Erst der Engländer Cliff Richards machte „Lucky Lips" zum weltweiten Top-Schlager.

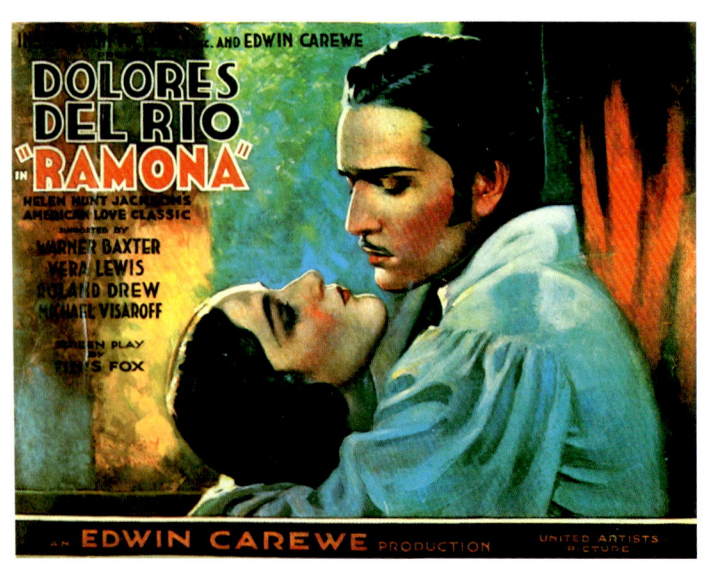

Ruth Brown glaubte immer, dass sie als „Black Artist" nicht richtig zum Zuge kam. In dieser rigiden Zeit der McCarthy-Ära (Ausgrenzung von Kommunisten und Farbigen) wurde das US-Showgeschäft von Weißen dominiert. Sie fühlte sich ausgebeutet. Später setzte sie sich für eine faire Bezahlung von Sängern ein, die damals pauschal und einmalig entlohnt wurden.

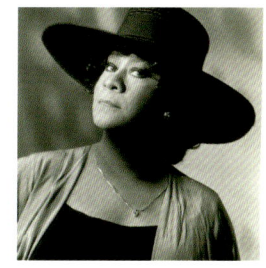

„Teardrops in My Eyes" sowie „So long" und „Mambo Baby" waren Hits der Rhythm & Blues Sängerin, die 1993 als „The Queen Mother of the Blues" in die amerikanische Ruhmeshalle (Hall of Fame) aufgenommen wurde.

Für uns alle ist der Song „Lucky Lips" unvergessen - vor allem unter dem Titel „Rote Lippen soll man küssen". Schon kurz nach seiner Veröffentlichung im Dezember 1963 schoss Cliff Richards Ohrwurm auf Platz Eins der deutschen Hitparade und blieb dort sieben Wochen. Versionen in anderen Sprachen folgten.

> *Rote Lippen soll man küssen, denn zum Küssen sind sie da.*
> *Rote Lippen sind dem siebten Himmel ja so nah!*
> *Ich habe dich gesehen und ich hab mir gedacht:*
> *So rote Lippen soll man küssen, Tag und Nacht!*

Na, bitte! Wer heute nach „Kuss-Songs" gefragt wird, dem fallen die „Lucky Lips" ein, aber auch René Carols Schmachtsong aus den 50er Jahren, der dem damaligen Lebensgefühl und der Reiselust entsprach, ist ein Spiegelbild der Zeit:

> *Rote Rosen, rote Lippen, roter Wein*
> *und Italiens Meer im Sonnenschein*
> *laden uns ein.*

Gitte landete den unvergessenen Hit:

> *Ich will nen Cowboy als Mann!*
> *Dabei kommt's mir gar nicht auf das Schießen an,*
> *denn ich weiß, dass so ein Cowboy küssen kann!*

Connie Francis sang 1959 den frechen „Verrätersong": „Lippenstift am Kragen" (Lipstick on your Collar), Warnschuss für Ehefrau, Ehemann und dessen Geliebte. Der Song ging, aber seine Worte blieben. 1996 hat Shiseido Cosmetics (Tokio) bekannt gegeben: 87 Prozent der amerikanischen Frauen haben schon einmal beim Ehemann oder Freund Lippenstiftspuren an „unerwünschten Plätzen" bemerkt.

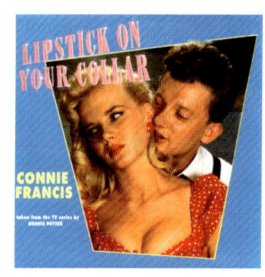

Immer wieder wurde der Lippenstift auf Schallplatte besungen - heute natürlich auf CD.

Dichter-Fürst Johann Wolfgang von Goethe (1749-1832): „Ein Mädchen und ein Gläschen Wein kurieren alle Not; und wer nicht trinkt, und wer nicht küsst, der ist so gut wie tot."

In vielen Ländern, wie früher bei uns, ist leidenschaftliches Küssen in der Öffentlichkeit verboten, wird mancherorts bestraft (Indien, Japan, muslimische Länder)

*Oft behauptet:
Die Inuit in der Arktis küssen sich, indem sie ihre Nasen aneinander reiben. Irrtum: nur eine Begrüßungsgeste.*

*Heute:
Beliebt bei Erwachsenen, Prominenten, Kids sind die Bussi-Bussis. Diese Form von angedeuteten Wangenküssen, erst rechts, dann links, ist die Akkolade (vom lateinischen Wort für „umhalsen")*

*Verehrungskuss:
auf Hände, Füße, Stirn, Schuhe, auf die Kleidersäume, Altäre, Böden und Bibeln. Gläubige, die eine Audienz beim Papst haben, knien traditionsgemäß vor ihm nieder und küssen seinen Ring.*

*Judaskuss:
Jesus Christus wurde vor fast 2000 Jahren von seinem Jünger Judas Ischariot mit einem Kuss verraten, der den Soldaten anzeigte, wen sie verhaften mussten. Dieser Judaskuss steht noch heute für geheuchelte Freundschaft und böse Absichten.*

Geküsst wurde deutsch und englisch: *„Küsse unterm Regenbogen"* (Manuela). Ein Kombinations-Tanz entstand sogar 1964: *„Letkiss"*, Robert Delgado als Vor-Singer, Vor-Tänzer und Vor-Küsser – und alle machten es nach (im Cha-Cha-Cha-Rhythmus). Die Everly Brothers schwärmten *„Till I Kiss You"*, Jimmy Rodgers befand, dass *„Kisses Sweeter Than Wine"* sind, Brotherhood of Man wollten *„Kisses For Me. Kisses For You"* und *„A Kiss Is Just a Kiss"*, das wusste schon Dooley Wilson als Barpianist Sam in seinem unvergessenen Song *"As time goes by"* in dem Kultfilm „Casablanca". Siw Malmquist riet *„Küsse nie nach Mitternacht"*, und die Prinzen empfahlen angesichts der neu-deutschen Bussi-Gesellschaft *„Küssen verboten"*...

Auch wenn die Zeit vergeht – der Kuss bleibt und hat inzwischen schon die neuen Medien erobert: den „Wieder-Gutmach-Kuss", den „Vermiss-Dich-Kuss". Einen Kuss mit einer Liebesbotschaft, Gedichte, auch selbst gereimt, können Sie heute sogar über das Internet (www.Kussbote.de) versenden.

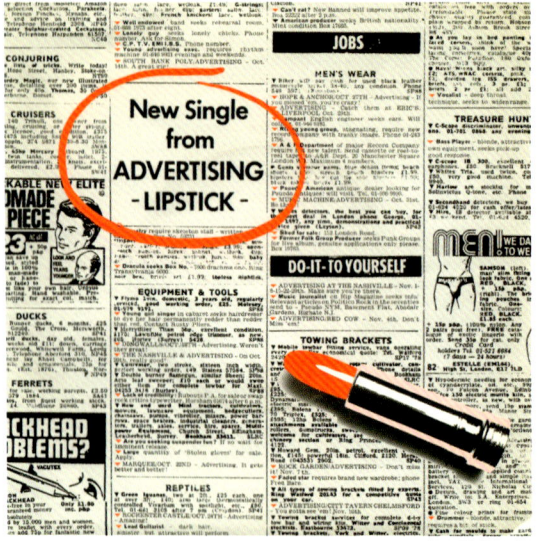

*Kontaktanzeigen:
„Mund sucht Mund" könnte man auch in diesem Inserat titeln. Denn Männerwünsche werden ausgesprochen: „Bitte keine geschminkten Lippen" oder „Ich liebe Frauen mit knallroten Mündern…."*

Sind Sie ein Kuss-Typ?
Ihr Element verrät es Ihnen. Ein nicht ganz ernst zu nehmender Test

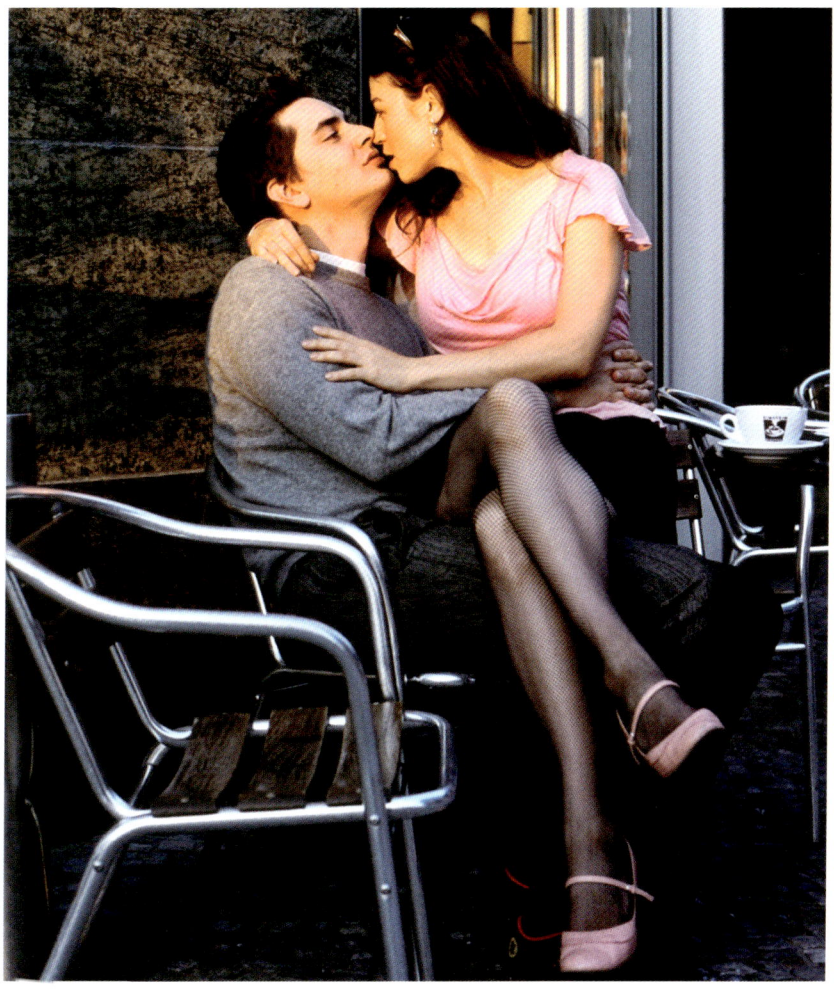

Kuss ist nicht gleich Kuss. Und Küsser/in ist nicht gleich Küsser/in. Da gibt es himmelweite, erdengroße, luftige und feurige Unterschiede: Wasser, Feuer, Erde oder Luft. Welchem Element würden Sie sich beim Küssen zuordnen?

Sind Sie ein erdiger Typ, der beim Küssen gerne Nägel mit Köpfen macht, oder sind Sie der feurige Küsser, der die Herzen im Sturm erobert? Sind Sie eher die verträumte romantische Luftküsserin oder lieben Sie es tiefsinnig und leidenschaftlich wie ein Wasser-Typ? Testen Sie es selbst! Welcher Kuss-Typ sind Sie?

Liebeskuss:
Es ist der „Kuss der Küsse", der intime Zungenkuss. Alle Verliebten dieser Welt finden auf diese Weise zueinander und wissen danach, ob sie zusammen bleiben werden.

Todeskuss: (in Mafia-Kreisen)
Er soll dem Empfänger ankündigen, dass er auf der Abschussliste steht.

Handkuss:
Er ist fast aus der Mode geraten. Korrekt: Der Herr ergreift die ihm dargebotene Hand der Dame, beugt sich darüber, deutet einen Kuss an, aber berührt sie nie mit den Lippen.

Sozialistischer Bruderkuss:
Er gilt als Demonstration der Zusammengehörigkeit.

Bildschirmkuss:
Noch nicht im Lexikon, aber schon in der virtuellen Welt vom Internetspiel „Second Life".

Beim leidenschaftlichen Küssen werden bis zu 20 Kalorien pro Minute verbraucht. 38 Gesichtsmuskeln kommen dabei zum „Einsatz". Das strafft die Haut. Die Sauerstoffzufuhr wird erhöht, und die Atemwege werden gestärkt.

Längster Kuss unter Wasser: 2 Min. und 18 Sek. dauerte der Kuss für das Guinness-Buch der Rekorde

Dauerkuss: 17 Tage, 9 Stunden

Testfragen

1. Wann sind Sie bereit für Ihren ersten Kuss?

Erst, wenn sie / er meinen Eltern vorgestellt wurde	A
Nach einer Nacht, in der wir nur diskutiert haben	B
Beim ersten Date, noch bevor der Nachtisch kommt	C
Wenn wir uns besser kennen - ein Gute-Nacht-Kuß	D

2. Wie mögen Sie das Küssen?

Kleine, schnelle Küsschen. Da stehe ich drauf	A
Ich küsse meine/n Partner/in leidenschaftlich und heiß	B
Ich mag es zärtlich	C
Meine Küsse sind tief und erforschend	D

3. Ihr/e Liebste/r möchte Sie in der Öffentlichkeit küssen.

Ich küsse zurückhaltend, aber verheißungsvoll	A
Ab in die nächste Hauseinfahrt und küsse glühend	B
Ich küsse – kein Grund sich zurückzuhalten.	C
Ein Küsschen auf die Wange, der Rest zu Hause	D

4. Welche Qualitäten macht eine Person für Sie küssenswert?

Ein dickes Bankkonto und / oder ein flottes Auto	A
Ein Doktortitel und intellektuelle Ausstrahlung	B
Ein sexy Po oder schöne Haare	C
Ein Gedichtband unter den Arm geklemmt	D

5. Welchen Kuss fanden Sie nicht so toll?

Es war auf einer Party, auf der alle rumknutschten	A
Ihr/e Kusspartner/in war viel zurückhaltender	B
Ihr Schwarm konnte nicht wirklich küssen	C
Es ging Ihnen alles viel zu schnell	D

6. An welchen Orten ist es für Sie ein Muss zum Kuss?

Egal wo! Küssen ist immer und überall gut!	A
In der Küche, während ich Essen für uns zubereite	B
Geheim, hinter einer Tür, an intimen Orten	C
In der Natur, Arm in Arm eingekuschelt	D

7. Wie war Ihr erster Kuss?

Schüchtern und schnell wieder vorbei	A
Mit viel Zunge und ziemlich nass	B
Voller Inbrunst und Gefühl	C
Sehr romantisch und liebevoll	D

8. Sie tauschen zärtliche Küsse aus, weil

Sie Ihre/n Partner/in total lieben	A
Sie austesten wollen, wie weit er/sie geht	B
Sie Lust auf Sex haben	C
Sie auf jede Art von Liebkosungen abfahren	D

9. Sie sind verabredet. Was sollten Sie davor nicht tun?

Sich mit billigem Parfum / Deo einsprühen	A
Eine Pizza mit viel Knoblauch essen	B
Vorher ein paar Schnäpschen trinken	C
Lakritz kaufen, was zwischen den Zähnen klebt	D

10. Während des Küssens

Denken Sie an alles Mögliche	A
Schalten Sie ab und lassen sich fallen	B
Träumen Sie von Sex	C
Sind Sie eins mit dem Partner/ der Partnerin	D

Der Buchstabe, mit dem Sie am meisten geantwortet haben, verrät Ihnen Ihr Element.

Überwiegend A

Wenn es um das Küssen und die Liebe geht, agieren Sie im Element Erde. Sie sind ein bodenständiger, erdiger Typ. Was Sie einmal in Ihrem Besitz wissen, lassen Sie so schnell nicht mehr los. Sie stehen auf Luxus und lassen sich gerne verwöhnen. Ein Kuss von Ihnen ist wie ein teures Geschenk, das man sich erst verdienen muss. Es zahlt sich aber aus!

Erde
Steinbock ♑
Stier ♉
Jungfrau ♍

Überwiegend B

Wenn es um das Küssen und die Liebe geht, agieren Sie im Element Luft. Sie mögen es, wenn Ihr Kusspartner auch geistig mit Ihnen auf einer Ebene ist. Eigentlich kann man sich auf Sie als Partner/in verlassen, aber manchmal geht mit Ihnen auch Ihr Temperament durch. Ein Kuss von Ihnen lässt einen in andere Sphären schweben und den Boden unter den Füßen verlieren.

Luft
Zwillinge ♊
Waage ♎
Wassermann ♒

Überwiegend C

Beim Küssen und in der Liebe agieren Sie feurig. Sie mögen es schnell und leidenschaftlich. Meistens sehen Sie keinen Grund zu warten, wenn Sie etwas wollen. Sie legen sich auch ungern auf eine Person fest, wo es doch so viele attraktive Menschen um Sie herum gibt, die Sie gerne mal küssen würden. Ein Kuss von Ihnen ist ein Tanz auf dem Vulkan. Heiß, voller Leidenschaft.

Feuer
Widder ♈
Löwe ♌
Schütze ♐

Überwiegend D

Beim Küssen verhalten Sie sich eher abwartend. Sie sind verletzlich und warten ab, bis Sie einen Menschen treffen, dem Sie sich öffnen können. Sie sind romantisch und freiheitsliebend. Wenn Sie die Person gefunden haben, die Sie inspiriert, gibt es aber kein Halten mehr. Ein Kuss von Ihnen bedeutet Ernst und Leidenschaft zugleich.

Wasser
Krebs ♋
Skorpion ♏
Fische ♓

Schminken & Styling

Was sich nicht ändern lässt
Bilanz mit dem Zentimetermass

Bevor Sie mit meiner Schminkschule auf den folgenden Seiten Ihr eigenes Styling beginnen, machen Sie bitte einmal Bilanz. Denn um aus der unveränderlichen Form des Gesichtes mehr zu machen, muss man am Anfang den Gesichtsrahmen bestimmen: Nehmen Sie mit einem Band Ihre Haare straff aus dem Gesicht, malen Sie die Umrisse mit einem Lippenstift auf den Spiegel, so haben Sie Ihr „Bild" vor Augen.

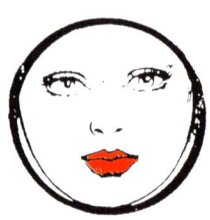

Das runde Gesicht
Höhe und Breite sind ziemlich gleich. Es wirkt wie ein Kreis oder Mond. Ein rundes Gesicht hat keine Kanten.
Rote Lippen sind ratsam.

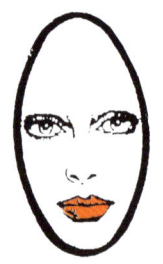

Das ovale Gesicht
Die drei Gesichtszonen sind in ihrer Höhe ziemlich gleich. Die mittlere Zone weist die größte Breite auf. Zone I und Zone II sind in ihrer Breite harmonisch.
Alle Lippenfarben sind erlaubt.

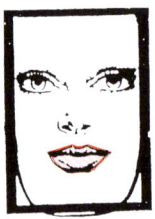

Das rechteckige Gesicht
Die drei Gesichts-Zonen sind in ihrer Höhe und Breite ziemlich gleich. Dies ist ein sehr schöner Gesichtsrahmen, der viele Möglichkeiten bietet.
Auf die Lippenkonturen achten.

Das quadratische Gesicht

Die Mittelzone ist meistens in der Höhe verkürzt. Zone I und Zone III sind wieder gleich. **Eher helle Lippenstifte verwenden (Naturfarbe).**

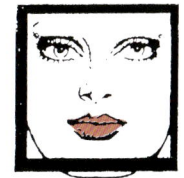

Das dreieckige Gesicht

Die Zone I ist die breiteste, wobei die einzelnen Zonen in der Höhe verschieden sein können. Das Gesicht wird nach unten immer schmaler. **Pastellige Lippentöne schmeicheln hier.**

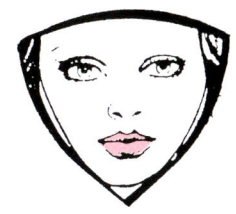

Das trapezförmige Gesicht

Die Zone I ist schmal und wird zur Zone II hin breiter. Dieses Gesicht wird auch pyramiden-förmiges Gesicht genannt. **Lippen größer betonen – das macht das Gesicht schmaler.**

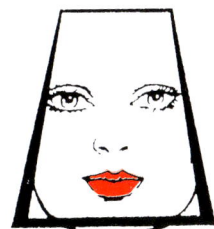

Jetzt vermessen Sie Ihr Gesicht in drei verschiedene Zonen, die alle gleich groß sein sollten, um harmonisch zu wirken:

Zone I
Stirnzone - beginnt am Haaransatz und endet kurz über der Nasenwurzel.
Zone II
Mittelzone - beginnt an der Nasenwurzel und endet an der Nasenspitze.
Zone III
Kinnzone - beginnt direkt unterhalb der Nase und endet am Kinn.
Nur bei wenigen Menschen stimmen die Proportionen der einzelnen Zonen überein (bis zu 1 cm Unterschied ist normal). Aber so kommen Sie mit ein paar Tricks der absoluten Harmonie ein Stück näher:

Zone I

kann durch die Frisur (z. B. Pony) verkürzt werden. Dunkle Abschattierungen helfen ebenfalls, die Stirnzone kürzer erscheinen zu lassen.

Zone II

kann durch die Augenbrauen (zupfen, höher oder tiefer zeichnen) verlängert oder verkürzt werden, ebenso durch Rouge und Augen-Make-up.

Zone III

kann sowohl verlängert als auch verkürzt werden. Eine Möglichkeit dafür ist das Lippen-Make-up.

Auf den folgenden Seiten möchte ich Ihnen aus meinen Erfahrungen erzählen, wie Sie sich von der Typfindung bis zum Schminken und Pflegen Ihrer Lippen und Ihres Gesichtes für den Alltag und für den Abend vorbereiten können. Zuerst ziehen Sie eine Art Bilanz mit dem Zentimetermaß. Sie stellen noch einmal exakt fest, welche Gesichtsform Ihnen von der Natur gegeben wurde. Diese Form ist unveränderlich.

Als nächstes suchen Sie Ihren universellen Typ heraus. Dazu benötigen Sie Ihr Geburtsdatum, Ihr Sternzeichen – so finden Sie auch Ihr Element, das nach meinen heutigen Erkenntnissen einen Anteil an der persönlichen Farbwahl für das Make-up und Outfit hat. Jetzt haben Sie sich vorbereitet für Ihre eigene Typberatung. Auf den weiteren Seiten gebe ich Ihnen genaue Schminkanleitungen und Wissenswertes für den perfekten Auftritt.

Cosmetic de Luxe
by
RENÉ KOCH®

Ein Name,
der auf den Lippen bleibt.

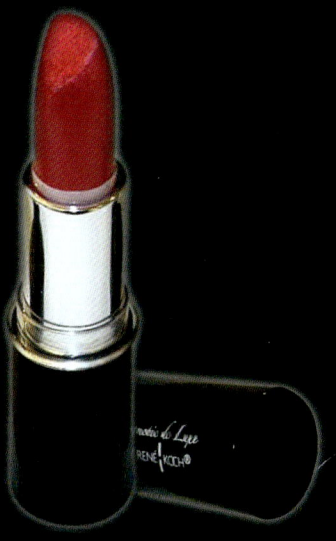

Erleben Sie die HSE24 Shoppingwelt! Stars und Experten präsentieren Ihnen live im TV eine spannende Produktvielfalt und beraten Sie ausführlich. Täglich überraschen wir Sie mit neuen attraktiven Angeboten. Schalten Sie ein und erfüllen Sie sich Ihre Wünsche!

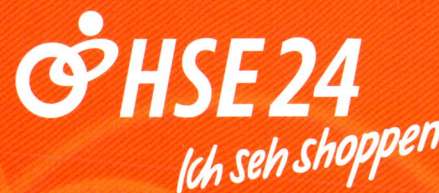

Gebührenfreie Info-Hotline 0800 29 888 88 • www.hse24.de

Meine Schminkschule
Step by Step zum perfekten Make-up

Um ein perfektes Make-up zu gestalten, bedarf es einiger Übung und Anleitung. Deshalb habe ich zur besseren Orientierung auf den Seiten „Frühlingstyp", „Sommertyp", „Herbsttyp" und „Wintertyp" alles etwas stärker gezeichnet, so dass Formen und Farben genau zu erkennen sind. Selbstverständlich können diese bei der Umsetzung softer aufgetragen werden. Als Faustregel gilt: am Tage dezent, doch für den Abend bei Kunstlicht darf alles etwas kräftiger sein. Nur Mut und viel Spaß dabei.

Tipp: Profis tragen das Make-up mit einem angefeuchteten Schwämmchen auf.
Neu für eine natürliche und leichte Abdeckung durch zart schmelzende Pigmente: Mineral-Make-up, z. B. von Cosmetic de Luxe, das auch mit einem Synthetikpinsel auf die Haut gestrichen werden kann.

Teint- Make-up- Camouflage

Um den Teint strahlend und gleichmäßig darzustellen, rate ich zu einem leichten, aber doch hochpigmentierten Make-up mit lichtreflektierenden Bestandteilen, wie z. B. neu: High Definition Make-up (HD) mit feinster Textur für ein natürliches Hautbild. Es läßt sich spielend leicht mit einem flachen Make-up-Pinsel auf der Haut verteilen. Der Farbton des Make-ups sollte immer dem Hautton angepaßt werden und maximal eine Nuance heller oder dunkler sein als der Hals.

Kleine Unebenheiten, Pickelchen, Augenschatten, rote Äderchen oder Pigmentflecken werden am besten mit Camouflage Ultra Light kaschiert. Dies ist eine besonders feine, sehr gut deckende Variante der Camouflage mit 35 Prozent Pigmentdichte. Wichtig ist ein dünner Farbauftrag. Die meisten Camouflage-Produkte besitzen zusätzlich einen Sonnenschutzfaktor, der vor lichtbedingter Hautalterung schützen kann. Ratsam sind dafür Dreier-Teintpaletten (z. B. von Dermacolor light). So kann die Nuance der Saison (Frühling, Sommer, Herbst, Winter) oder der Hautbräune angepasst werden.

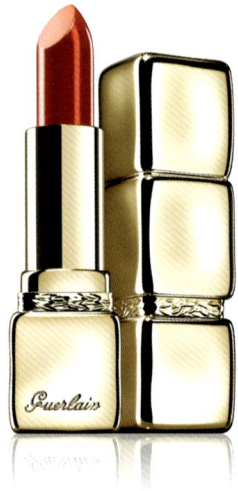

Gesichtspuder

Unschöner Glanz auf dem Gesicht kann mit Gesichtspuder neutralisiert werden. Mineralpuder oder Seiden- bzw. modifizierter Reispuder bringen hier gute Ergebnisse. Das bedeutet, der Reis ist so verarbeitet, dass er nicht mehr quillt, wenn er mit der Haut in Berührung kommt. Somit kann er sich nicht mehr, selbst bei trockener Haut, in die Fältchen absetzen, was sehr natürlich aussieht.

Zusätzlich hat Puder den Vorteil, das Make-up zu fixieren. Enthält er auch Magnesiummyristat, ist er sogar wasserabweisend und kann beim Wassersport eingesetzt werden.

Tipp: Mit einem Puderpinsel aufgestäubt, ist die Grundierung perfekt. Neu: Mineral-Puder zur feinsten Mattierung der Haut, z. B. bei Optidee.

Augengrundierung

Vor dem Augen-Make-up sollten die Lider mit einer Augengrundierung vorbehandelt werden, z. B. bei Optidee. Das ist eine Basis, die Lidschatten gründlicher haften läßt. So kommen diese farblich besser zur Geltung und verschwinden nicht nach ein paar Stunden in der Lidfalte.

Tipp: Die Basis sehr dünn über das ganze Lid auftragen und mit der Kuppe des Ringfingers leicht in die Haut einmassieren.

Lidschatten

Die Philosophen sagen: Die Augen sind die Fenster zur Seele. Deshalb sollten diese sorgfältig und typgerecht betont werden, aber nicht im Papageienlook, denn der ist out. Besser sind diskrete und softe Farben. Denn: Weniger ist (meistens) mehr.

Ein hellerer Farbton wird von den Augeninnenwinkeln nach außen aufgetragen, danach der eigentliche dunklere Lidschatten von außen nach innen. Dabei entsteht automatisch über der Pupille durch das Ineinanderblenden eine dritte Farbe (Zur Farbempfehlung siehe „Ihr Farbtyp"). Eine große Farbauswahl bietet die Kosmetikabteilung in den Galeries Lafayette Berlin.

Tipp: Sehr effektvoll ist es, wenn ein Hauch Blusher (Rouge) unter den höchsten Punkt der Augenbrauen gegeben wird. Das lässt die Augen noch mehr strahlen und kaschiert eine evtl. Schlupfliderneigung.

Lidstrich

Der Lidstrich feiert sein ganz großes Comeback, da er den Augen mehr Form gibt. Wichtig, dass er dünn beginnt und sich nur ganz wenig nach außen hin verbreitert und hebt. Dies geht am besten mit „Cake-Eyeliner", z. B. bei HSE 24, der flüssigem Eyeliner vorzuziehen ist. Das ist ein Puderstein, der mit etwas Wasser und einem Pinsel verflüssigt wird und dann sehr leicht, auch für ungeübte Hände, zu applizieren ist.

Tipp: Kein Problem, wenn dies beim ersten Mal nicht perfekt gelingt. Wenn der Puderlidstrich getrocknet ist, läßt er sich mit einem Wattestäbchen einfach verwischen.

Kajal

Das Unterlid sollte stets weniger betont werden als das Oberlid. Deshalb rate ich, nur eine diskrete Betonung mit einem Kajalstift laut Farbempfehlung vorzunehmen. Damit die Kajallinie besser haftet, diese leicht abpudern.

Tipp: ganz einfach die Lidschattenfarbe des äußeren Oberlides verwenden.

Wimperntusche

Die Wimpern sollten vor dem Tuschen, wenn möglich mit einem Wimpernformer, nach oben gebogen werden, nur so entstehen die „Open Eyes" der Models. Danach die Wimpern im Zickzack-Verfahren von innen nach außen tuschen. Die Wimpernspirale dabei mit leichtem Druck gegen die Wimpern drücken.

Tipp: Zweimal tuschen, um die Wimpern zu verdichten. Doch Vorsicht: die erste Schicht sollte trocken sein, bevor die zweite aufgetragen wird.

Augenbrauen

Die Augenbrauen sind der Rahmen des Augen-Make-ups und müssen unbedingt passend dazu kreiert werden; denn ein schlechter Rahmen kann ein schönes Bild zerstören. Neuerdings gibt es wunderbare Pinzetten mit LED-Licht, die beim Zupfen leuchten (z. B. bei HSE 24) und denen somit kein unschönes Härchen entgehen kann.

Tipp: Der Trend bei den Augenbrauen geht wieder zur klassischen Form: am Ansatz etwas breiter, dann leicht ansteigend und schmal auslaufend. Und zwar so weit, dass, wenn ein Schaschlikstäbchen am Nasenflügel schräg über den äußeren Augenwinkel entlang gelegt wird, das Brauenende im Schnittpunkt liegt.

Lippenkontur

Ohne Kontur geht beim Lippen-Make-up gar nichts, deshalb immer mit einem Konturenstift den Mund umranden, so dass er sich vom Teint absetzt. Diese Stifte gibt es als Holzbleistifte, neuerdings aber auch als „Magic

Styl'o", eine Art Filzstift mit semipermanenter Wirkung (hält 24 Stunden). Ein weiterer Vorteil dieser Stifte ist, dass die Kontur beim Essen oder Trinken nicht „verlaufen" kann. Jedoch ist für die Anwendung etwas Übung erforderlich, da beim Vermalen die Farbe nur schwer zu entfernen ist.

Tipp: Besondere Betonung des Lippenherzes, das wir Visagisten „Amorbogen" nennen, ist zu empfehlen,

Lippenstift

In der Regel sollte der Lippenstift farblich auf die Garderobe und Ihren Farbtyp abgestimmt sein. Doch für den Alltag oder als Allroundlippenstift würde ich Ihnen zu einem Naturton oder den in der Farbempfehlung genannten Nuancen raten.

Lipgloss

Lipgloss verleiht den Lippen ein glänzendes Finish und macht sie dadurch voller und attraktiver. Neuerdings gibt es Lipgloss mit „Booster"- und „3D"-Effekt. Farbloses Gloss passt zu allen Lippenstiftfarben. Für den Abend empfehle ich Super Gloss (mit lichtreflektierenden Partikelchen) oder Gloss, das zur Farbe des Lippenstiftes passt. Beides sieht sehr trendy aus.

Tipp: Tragen Sie den Lippenstift am besten profimäßig mit einem Lippenpinsel auf, pressen die Farbe auf ein Kleenextuch oder ein Papiertüchlein ab und wiederholen den Vorgang. So hält das Ganze besser und sieht strahlender aus. Neu: Mineral-Lippenstifte, z. B. von Manhattan mit mikronisierten Mineralien natürlichen Ursprungs.

Tipp: Am meisten optisches Volumen gibt Gloss, wenn dieser nur mittig aufgetragen wird.

Rouge

Rouge ist der absolute Schönmacher Nr. 1 in der Dekorativen Kosmetik und sollte deshalb auf jeden Fall zum Einsatz kommen. Es gibt jedem Gesicht mehr Kontur und Frische. Das Rouge von den Wangenknochen nach oben zu den Schläfen hin auftragen, dies „hebt" das Gesicht und läßt es jünger aussehen. Doch Hände weg von „Apfelbäckchen!"

Tipp: Puderrouge wäre Cremerouge vorzuziehen, denn es hält besser.

Ein typgerechtes Make-up kann sehr viel zur Vervollkommnung der Schönheit beitragen: Vorteile ins rechte Licht zu rücken, den Typ zu perfektionieren und dagegen kleine Unschönheiten zu kaschieren.

Denn: Schönheit ist kein Zufall!

Jahreszeitentypologie
Von Frühling bis Winter

Frühlingstyp

„Frühlings"-Frauen sind im wahrsten Sinne des Wortes die „Golden Girls". Sie besitzen meist einen goldgelben Hautunterton. Wenn sie helle Haut haben, bräunen sie allerdings schnell und leicht. Die Augenfarbe ist, wenn braun, oft mit goldenen Flecken um die Pupille versehen. Aber auch Aqua-Farben und blaugrüne Augenfarben sind zu finden. Die Haarfarbe ist meistens gold- bis honigblond, wenn hell-bis mittelbraun, dann mit Goldschimmer. Als Augen-Make-up-Farben empfehle ich hier warme Naturtöne, aber auch helle, beige und andere warme Farben wirken positiv, ebenso Eyeliner, Kajal und Wimperntusche in Braun.

Für Lippenstift und Rouge habe ich Ihnen hier typgerechte Farben zusammengestellt.

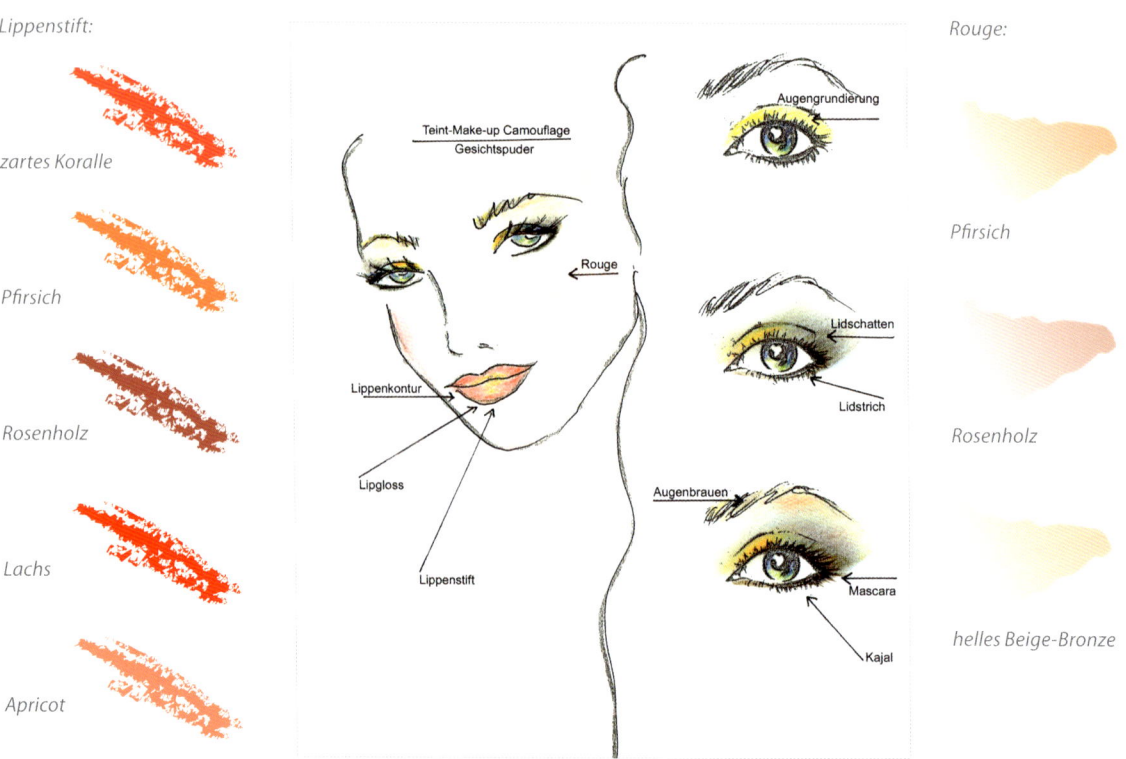

Lippenstift:
- zartes Koralle
- Pfirsich
- Rosenholz
- Lachs
- Apricot

Rouge:
- Pfirsich
- Rosenholz
- helles Beige-Bronze

Sommertyp

„Sommertypen" drücken oft eine edle und kühle Zartheit aus, und wenn sie hellblond sind, nennt man sie gerne „die kühle Blonde". Weitere häufige Haarfarben sind weißblond, aschblond oder dunkel-aschblond, was sich bei zunehmendem Alter leider oft in eine „Mausfarbe" verwandelt. Die Haut hat meist einen bläulichen bis rosigen Ton, mal auch rote Äderchen. Manchmal wirkt die Haut auch blaßbeige oder fade. In der Sonne wird sie allerdings schnell eher rot als goldbraun. Diesen Frauen stehen alle gedämpften Lidschattentöne wie Mauve, Taupe und Blaugrau mit Lidstrich und Kajal in Schwarzbraun sowie Mascara in Schwarz.

Für Lippenstift und Rouge habe ich Ihnen hier typgerechte Farben zusammengestellt.

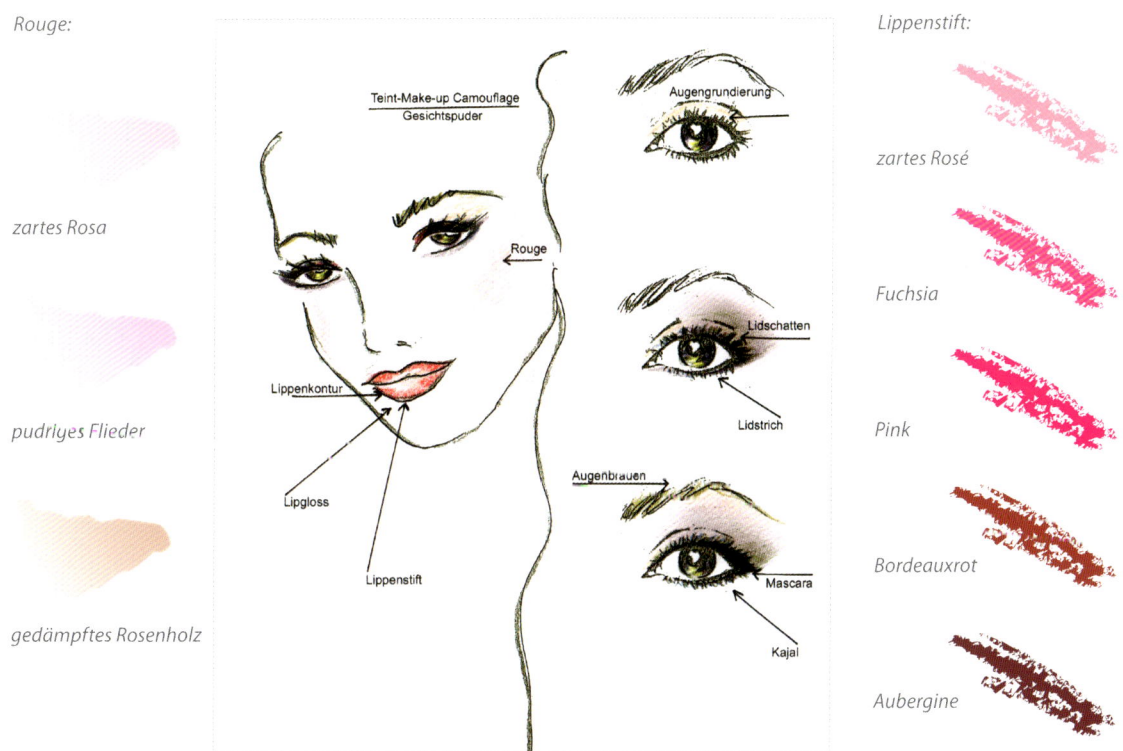

Rouge:
zartes Rosa
pudriges Flieder
gedämpftes Rosenholz

Lippenstift:
zartes Rosé
Fuchsia
Pink
Bordeauxrot
Aubergine

Herbsttyp

Die meisten Rothaarigen sind „Herbste", wenn das Haar einen Goldstich hat. Aber auch gold- bis dunkelbraune Haarfarben sind zu finden, mit braunen bis dunkelolivgrünen Augen mit bernsteinfarbenen Sprenkeln. Die Haut ist meist gelblich-hell mit Sommersprossen und bekommt schnell einen Sonnenbrand. Überhaupt haben diese Farbtypen meistens eine empfindliche und zu Allergien neigende Haut. Da Wimpern und Augenbrauen oft farblos sind, ist mit Make-up viel herauszuholen. Für die Lider empfehle ich alle Erd- und Olivtöne, Lidstrich und Kajal in Dunkelbraun, Mascara in Schwarzbraun.

Für Lippenstift und Rouge habe ich Ihnen hier typgerechte Farben zusammengestellt.

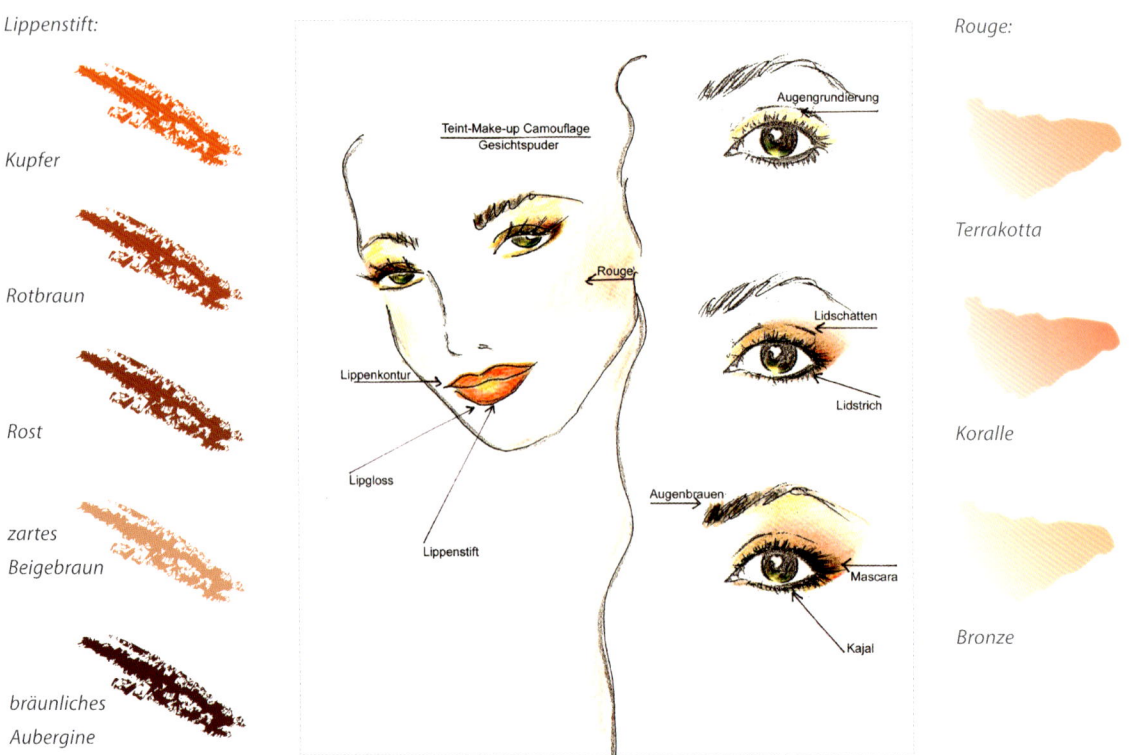

Wintertyp

Von allen Farbtypen verträgt der „Winter" in Mode und Make-up die stärksten Kontraste. Die Haut ist meist olivfarben, aber auch heller „Schneewittchenteint" ist zu finden. Die Haarfarbe ist meist dunkelbraun bis schwarz, im Alter sehr schick silber- bis blaugrau. Die Augenfarbe rangiert von Schwarzbraun über Olivbraun bis zu kräftigem Blau mit hellen oder grauen Sprenkeln. Als Lidschattenfarben empfehle ich kräftige kalte Farbtöne und Dunkel-Hell-Effekte sowie Eyeliner und Kajal in Schwarz. Mit entsprechendem Make-up sehen Winter-Frauen äußerst rassig und attraktiv aus. Für Lippenstift und Rouge habe ich Ihnen hier typgerechte Farben zusammengestellt.

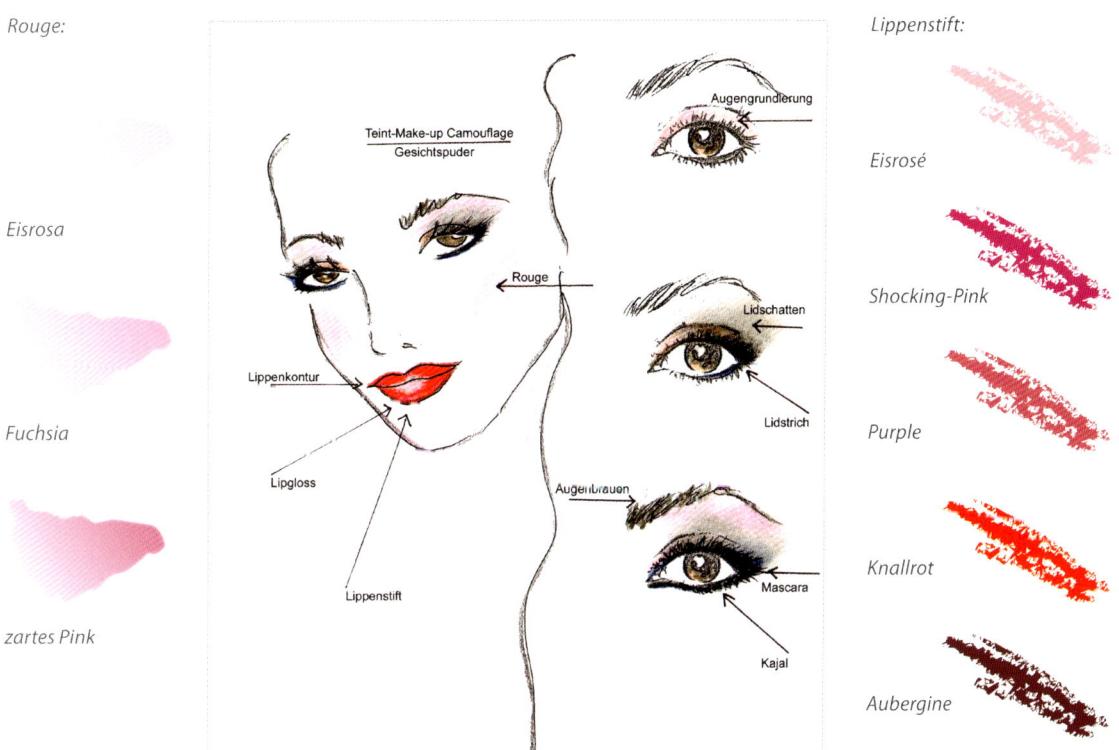

Rouge:

Eisrosa

Fuchsia

zartes Pink

Lippenstift:

Eisrosé

Shocking-Pink

Purple

Knallrot

Aubergine

Die universelle Stilberatung
Neue Methode der Farbanalyse

Als Visagisten haben wir bisher in der Farbstilberatung nur die Jahreszeiten-Theorie vertreten (Frühling-, Sommer-, Herbst- und Winter-Typen). Heute jedoch neige ich dazu, auch die Elemente für die Analyse in meine Typberatung mit einzubeziehen. Die Typbestimmung nach den Jahreszeiten ist aber damit nicht ausgehebelt. Denn die Farben für Make-up, Haarfarbe und Outfit, auch für das Brillengestell, richten sich in erster Linie nach der Pigmentierung der Haut.

Wiederentdeckt für Farbanalysen ist die Einbeziehung der Sternzeichen, der Elemente, des Mondes, dessen Kraft für die Bewältigung des Alltags bis in die menschlichen Haarspitzen reichen soll. Aus diesem Konglomerat lassen sich treffsichere Rückschlüsse erzielen.

In vielen alten Kulturen vor einigen tausend Jahren wusste man bereits um Bedeutung und Wirkung der Farben.

In der zweiten Hälfte des 20. Jahrhunderts ging man sogar daran, die psychologische Wirkung der Farben durch zahlreiche Studien und physiologische Messungen wissenschaftlich zu untermauern. Prof. Dr. Max Lüscher, Schweiz, entwickelte aus dem Farbspektrum eine Regulationspsychologie für Personalentwicklung (Leistungskraft, Stressverträglichkeit, Selbstbild, Partnerschaftstyp, Genussfähigkeit). Seine wissenschaftlichen Ergebnisse gelten, immer mehr verfeinert, heute auch für Werbung, Produktdesign, Raumgestaltung und Alltagsleben.

Das Überraschende: Altes Wissen und neue Erkenntnisse sind oft keine Gegensätze. Auch die individuellen Tierkreiszeichen, die vier Elemente Feuer, Luft, Wasser, Erde sowie die Kraft des Mondes spiegeln körperliche Beschaffenheit, Charakter, die seelischen Bedürfnisse des Menschen wider.

Die Elemente

Für diese Farbstil-Beratung habe ich entsprechend der Elemente Farben vergeben:

Der Rote Mensch
(Widder, Löwe, Schütze) weist in die Energie-Sphäre, will erobern, liebt die Abwechslung, ist voller Power, zielstrebig und feurig wie sein Element.

Der Blaue Mensch
(Stier, Jungfrau, Steinbock) hat – weil erdverbunden – Bodenhaftung, ist also realistisch. Diesem Typ wird auch Treue und Seriosität nachgesagt.

Der Grüne Mensch
(Krebs, Skorpion, Fische) ist in seinem Element, dem Wasser, „zuhause". Friedlich, gelassen, sensibel will er für sich und andere Harmonie.

Der Gelbe Mensch
(Zwillinge, Wassermann, Waage) gehört zu den Luftzeichen, gilt als ehrgeizig, einfallsreich, kontaktfreudig, bemüht, den eigenen Horizont zu erweitern.

Diese Typologie, die ich für meine Analysen heranziehe, lässt auch noch die folgenden Abstufungen zu:
- der **„Weiße Mensch"**, der dem Sinnbild des Lichts, der Sonne, der Helligkeit folgt;
- der **„Graue Mensch"** verschleiert gern sein gefühlsbetontes Inneres und möchte sich am liebsten tarnen;
- der **„Violette Mensch"**, eine Mischung aus Feuer-Wärme und Erden-Kälte, sehnt sich nach Geborgenheit, Anerkennung;
- der **„Orange Mensch"** ist lustvoll, gefühlsbetont, erobert die Herzen. Sein Sonnen-Glas ist immer halb voll.

Zur Energie Feuer gehören Widder, Löwe, Schütze

zum flexiblen Element Luft Zwillinge, Waage, Wassermann

zum anpassungsfähigen Wasser Krebs, Skorpion, Fische

zur bodenständigen Erde Stier, Jungfrau, Steinbock.

Natürlich ist diese Typologie keine Wissenschaft im strengen Sinne, aber sie ist hilfreich, wie ich bei meinen vielen Farbstilberatungen und Vorträgen auf Kongressen, der Industrie und Politik feststellen konnte. So habe ich ein Gedicht geschrieben, das Ihnen hoffentlich so viel Vergnügen macht wie meinen Zuhörern:

Deine Farbe – Dein Charakter

Rot ist die Liebe, gelb der Neid!
Grün sind die Triebe - schwarz das Leid!
Ach, Du zweifelst an Dir selber, dann bist Du bestimmt ein Gelber!
Greifst Du zum orangen Ton, kenn ich den Charakter schon:
liebst die Pracht, bist kreativ, immer ganz auf dem Quivive.

Deine Farbe, Dein Charakter, wer es weiß, sieht and're nackter.
In den Grünen liegt das Streben: stressfrei auf dem Land zu leben.
Und das ist, man glaubt es kaum, identisch mit Parteien-Traum ... !

Treu und fest - das sind die Blauen, gilt für Männer wie für Frauen.
Wer Rosa trägt, fühlt sich nicht mies; leicht durchs Leben geht`s mit Türkis.
Lila sucht den Sinn des Seins, ist mit dem heil'gen Glauben eins.

Nur eine Farbe gilt nicht für mich, erst die Mischung hat's in sich.
Blaugrün, grünblau mag ich leiden, rotbraun, braunrot, auch die beiden,
schwarz-weißes Outfit, das hat Stil, wer schwarz-weiß denkt, der weiß nicht viel.
Er verkennt die Welt, so wie sie ist, das sag` ich als Mensch und - Visagist !

Leidenschaft und Lippenrot
DIE BERÜHMTESTEN MÄTRESSEN IHRER ZEIT

Schönheit, Attraktivität „fallen" zuerst ins Auge, rote Lippen locken, das „gewisse Etwas" weckt die Leidenschaft, heute wissenschaftlich messbar. Aber Evas Töchter wussten instinktiv, dass am Anfang nicht die Liebe zählt, sondern das Verlangen. So haben sie im Lauf der Geschichte bereits alles getan, um die eigene Natur mit Hilfe der Natur zu verschönern. Sie maximierten ihre äußerlichen Vorzüge, um ihren „Adam" zu gewinnen Erst dann zeigten sie, was sich in dem schönen Köpfchen verbarg.

So wie Constantia von Cosel, die Geliebte des sächsischen Landesherrn, und ihre berühmen Vorgängerinnen und Nachfolgerinnen an der Seite bedeutender Männer. Man nannte sie Hetären (grch.), Freundinnen oder Kurtisanen, Mätressen; die Geishas in Japan wurden sogar auf ihre Rolle berufsmäßig vorbereitet. Gemeinsamkeit: Alle waren nicht nur schön, sondern auch gebildet; Frauen, die sich in der Männerwelt für eine gewisse Zeit behaupteten.

Eine der berühmtesten Schönheiten des Altertums war Cleopatra (69-30 v. Chr.). Die beiden mächtigsten Männer Roms sollten ihr helfen, den Thron Ägyptens zu erobern: Gaius Julius Caesar setzte sie ein als Königin. Beide hatten einen Sohn. Nach Caesars Ermordung (44 v. Chr.) wurde sie die Geliebte des Römers Markus Antonius. Aber er verlor die Schlacht gegen feindliche Landsleute. Ägypten wurde römische Provinz und Cleopatra und Antonius verübten gemeinsam Selbstmord. Der „Cleopatra-Look" war in unserer Zeit oft Vorbild für Make-up-Trends. Viele Male habe ich darüber Vorträge gehalten im Ägyptischen Museum in Berlin.

Nicht minder bekannt als Mode- und Stil-Ikone ihrer Zeit war Madame de Pompadour (1721-1764), nur fünf Jahre lang Mätresse von Ludwig XV., aber sie hatte 15 weitere Jahre lang einen gewaltigen politischen Einfluss am französischen Hof. Danach wurde Madame Marie-Jeanne du Barry (1743-1793) die Mätresse von Ludwig. Sie wurde in den Wirren der französischen Revolution (1789) auf der Guillotine hingerichtet.

England:
Anne Boleyn (1501 oder 1507 bis 1536), erst Mätresse und später zweite Ehefrau des englischen Königs Heinrich VIII. Sie wurde wegen Ehebruchs geköpft.

Bayern:
Lola Montez (1821-1861), die Geliebte von Ludwig I. von Bayern.

Österreich:
Katharina Schratt (1853-1940), über 30 Jahre die Geliebte von Kaiser Franz Josef bis zu dessen Tod 1916 – mit Duldung von Kaiserin Elisabeth („Sisi").

Preußen:
Die schöne Wilhelmine Encke (1753-1820), über 40 Jahre die Herzdame von Friedrich Wilhelm II.

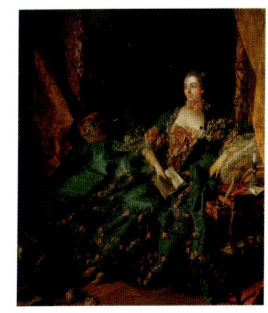

Viva la Diva!
Visagisten sehen wieder rot

Endlich sind die blassen und farblosen Lippenstiftfarben (Nude-Look) einem lebensbejahenden Optimismus und einer neu entdeckten Farbigkeit gewichen. Die Models auf den Beauty- und Modefotos lächeln wieder in Rottönen und verbreiten damit auch vom Catwalk aus ein neues Lebensgefühl. Von dieser positiven Grundstimmung haben sich die Make-up-Künstler der Kosmetikindustrie inspirieren lassen. Die Farbe Rot ist mehr als nur ein Farbtupfer, ein Evergreen, den auch unsere Kindeskinder nicht missen wollen. Wie feurige Glut wird sie punktuell mal auf die Lider, die Wangen, vor allem aber auf die Lippen provokant und selbstbewußt platziert, wie hier bei Schauspielerin und ZDF-Serienstar Angela Sandritter.

Wen wundert's: Immerhin war Rot die erste Farbe, der der Mensch einen Namen gab. Somit ist es die älteste Farbbezeichnung in den Sprachen der Welt. In manchen Ländern ist das Wort für „farbig" identisch mit dem Wort für „rot", wie z. B. beim spanischen „colorado".

In der modernen Welt ist das neue Rot in Lippenstiften und Make-up-Produkten so hochtechnisiert modifiziert, dass selbst Frauen mit wenig Make-up-Erfahrung leicht damit umgehen können. Meist wird es ohnedies mit sanft rauchigen Lidschattentönen kombiniert (Smokey Eyes).

Schauspielerin Angela Sandritter

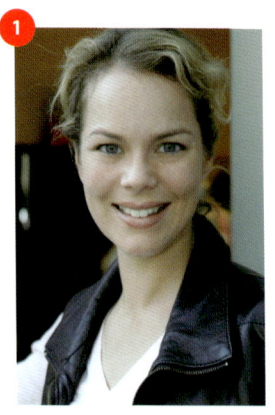

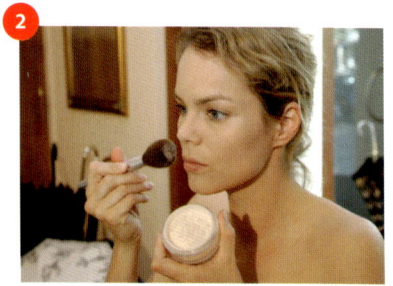

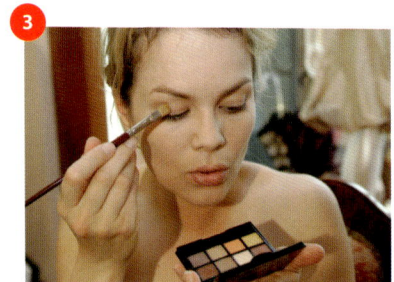

So wird's gemacht:

1. Angela Sandritter mit sportlichem Alltagsoutfit und kleinem Make-up.

2. Für den hellen Schneewittchen-Teint sollte frau „Camouflage Ultra Light", über das ganze Gesicht verteilen und mit einem Hauch rosigen losen Puder versehen, um den erforderlichen Porzellanhautteint zu erzielen.

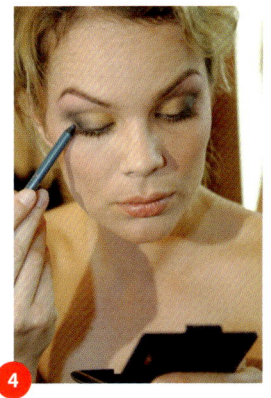 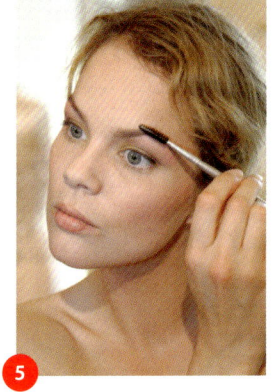 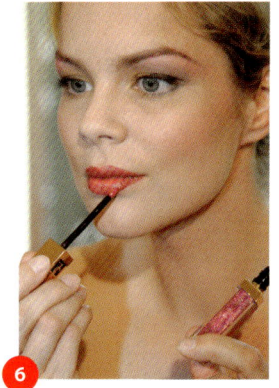 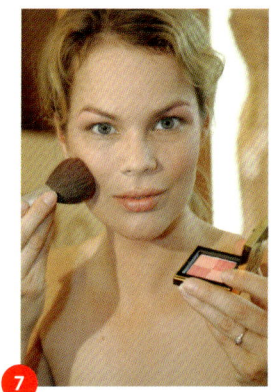

3. Vor dem Augen-Make-up die Augengrundierung auf dem Lid verteilen, dann helle und dunkle Akzente setzen. Im Augeninnenwinkel hell (z. B. Weiß, Rosé, Gold, Silber), außen als raffinierte Abstufung dunkel (z. B. Anthrazit, Mauve oder Darkblue).

4. Wichtig ist schwarzer Eyeliner/Kajal sowie schwarze Wimperntusche, und falls erforderlich, künstliche Wimpern. Die gibt es am Band oder als einzelne Büschelchen zum Dazwischensetzen. Mit Spezialkleber halten diese zwei bis drei Wochen.

5. Die Augenbrauen sollten sorgfältig gezupft und nachgezeichnet werden. Dann Glamour-Gel auf ein kleines Augenbrauenbürstchen geben und die Brauen damit in Form streichen. So schillern diese bei Scheinwerfer-, Kunst- oder Kerzenlicht.

6. Der Mund darf üppiger ausgemalt und auch mit dem Konturenstift übermalt werden, um den Lippen den gewissen Star-Appeal zu geben. Zum Gala-Auftritt eignen sich am besten leuchtende Farben mit viel Gloss- und Booster-Effekt.

7. Nicht vergessen: Rote Lippen vertragen einen Hauch Rouge mehr. Stäuben Sie dieses mit einem abgeschrägten Pinsel von den Wangenknochen bis zu den Schläfen auf. Das hebt die Gesichtskontur und gibt Frische.

8. TV-Star Angela Sandritter ist eine atemberaubende „Lady in Red".

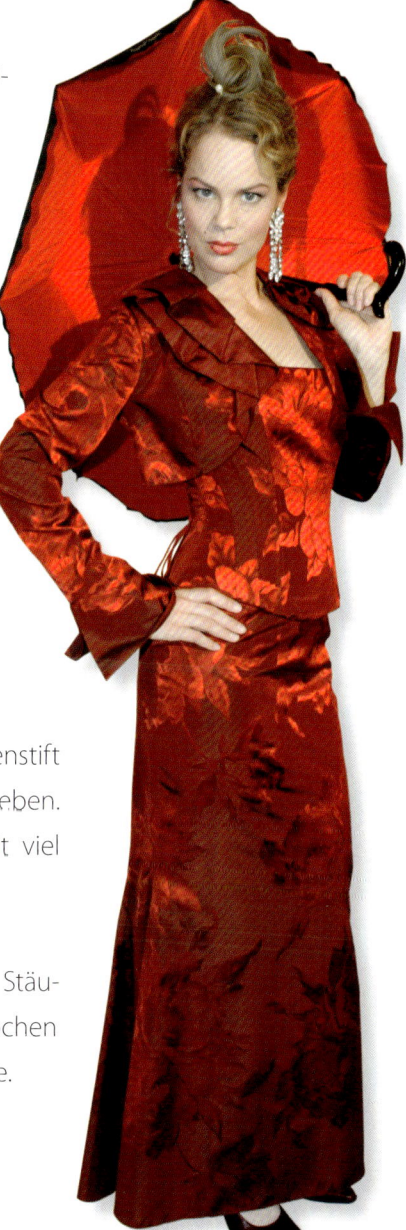

Rote Lippen – gesund und sinnlich
Von der Haltbarkeit bis zur Pflege

Rote Lippen und rote Wangen signalisieren Jugendfrische und Gesundheit, Sinnlichkeit und Seele, denn sie sind das „Sprachrohr", aus dem der Mensch sein Denken, sein Wissen, sein Fühlen und seine Sinnlichkeit preis gibt.

Mund und Augen haben den höchsten Aufmerksamkeitswert, um es in der heutigen Werbemanager-Sprache zu sagen. Denn Mund und Augen sind die zentralen Markierungen für ein „sprechendes" und ansprechendes Gesicht. Deshalb möchte ich den Lippen und den Augen hier einen besonderen Beitrag widmen.

Was für alle gilt: Eine gewisse Haltbarkeit erlangen Sie, wenn Sie vor dem Schminken die Lippen leicht abpudern. Danach die Konturen korrekt nachzeichnen, entweder mit einer leicht dunkleren Farbe als die des Lippenstiftes, verkleinert optisch, oder besser (auch heute im Trend) in etwa der gleichen Farbe.

Kleine Fältchen rund um den Mund können Sie optisch wegzaubern. Ziehen Sie zuerst mit einem weißen Abdeckstift ganz an der äußeren Kante die Konturen nach und verwischen sie diese leicht. Jetzt erst wird das Lippenpaar mit Farbe aufgefüllt. Gloss immer nur als Tupfer aufbringen (mittig, Ober- und Unterlippe oder nur Unterlippe).

Haarwuchs: Bitte denken Sie daran, alle 14 Tage – je nach Wachstum – Ihr Gesicht gründlich nach den winzig kleinen Haaren am Kinn, unter dem Kinn, rund um den Mund abzusuchen und diese mit einer Pinzette zu entfernen. Ihr Gegenüber sieht die kleinen Härchen und beim Betrachten werden sie immer größer, zerstören die Illusion eines gepflegten Gesichts. Lassen Sie es nicht zu!

Voller Mund: Ober- und Unterlippe sind gleichmäßig, kräftig ausgeformt, genauso wie die Lippenkontur. Sie endet in der Breite dort, wo man sich eine senkrechte Linie vom inneren Augenwinkel zu den Mundwinkeln denkt. Dieser Mund braucht keine Korrektur, aber einen farbintensiven Lippenstift, sieht super aus!

Breiter Mund: Diese Lippen enden, wenn man gedanklich eine senkrechte Linie vom äußeren Weiß der Augen nach unten zieht. Wenn Ihnen der Mund, der sehr schön sein kann, doch zu breit erscheint, dann können Sie die Mundwinkel mit Camouflage im Hautton abdecken und verkleinern. Die Kontur muss dann mit dem Konturenstift vor den Mundwinkeln enden.

Schmaler Mund: Diese Lippen sind oben und unten schmal und haben wenig Volumen. Wenn Ihre Lippen voller erscheinen sollen, dann mit dem Konturenstift entweder über die obere oder untere Kontur oder beide hinausmalen. Das Lippenherz (Amorbogen) besonders korrekt nachmalen oder sogar übermalen. Glanz-Gloss mittig aufgebracht, macht die Lippen füllig.

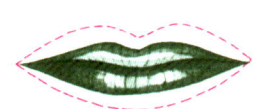

Kleiner Mund: Wenn er nur bis zu den Nasenflügeln reicht, dann empfiehlt es sich, den Mund mit dem Konturenstift zu übermalen, aber auf keinen Fall eine dunklere Umrandung! Der Lippenstift sollte – dem Hautton angepasst – warm und hell sein, lässt den Mund größer erscheinen; das gilt auch für Glanz-Gloss.

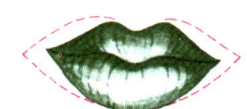

Vollere Unterlippe: Sie können mit dem Konturenstift die Oberlippe leicht anpassen, glänzende Lippenfarben verwenden.

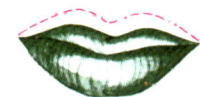

Vollere Oberlippe: Der Abstand zur Nase ist hier verkürzt, dadurch wirkt das Kinn dominanter. Probieren Sie eine kleine optische Zauberei: Unterlippe heller schminken als die Oberlippe und Glanz-Gloss auf die Mitte der Unterlippe.

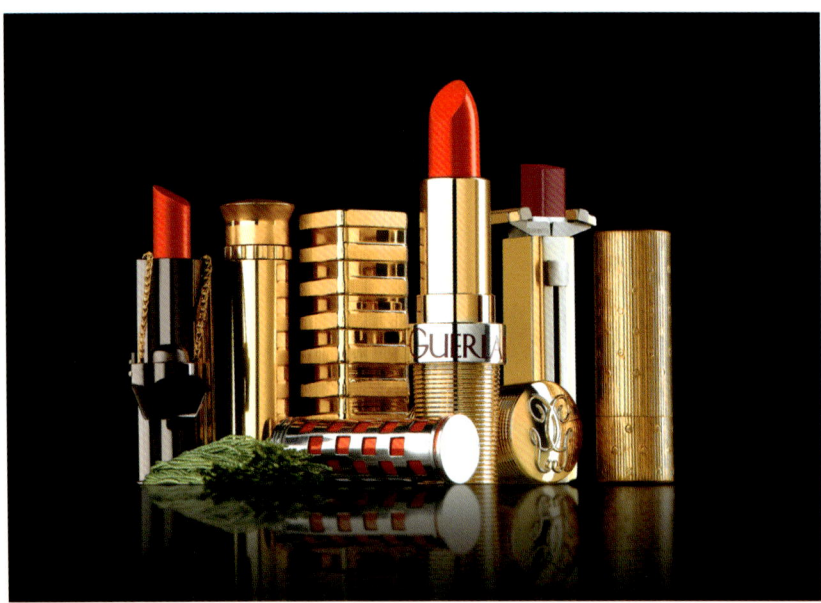

Guerlain Lippenstifte von gestern und heute. Der bekannte Parfumhersteller ist auch ein Pionier in Sachen Lippenrot.

Das Permanent-Make-up ist eine Möglichkeit für alle, die im Umgang mit dem Lippen-Konturenstift nicht so geschickt sind und jene, die nicht geschminkt Sport treiben wollen. Mit dem mindestens für drei Jahre haltbaren Lipliner brauchen Sie dann nur noch einen Pflegestift (es gibt auch bereits zart getönte Stifte).

Lippenpflege: Die Lippenhaut ist sehr dünn, trocknet schnell aus, es kommt zu Fältchenbildung. Für die Pflege der Lippen gibt es viele Produkte mit natürlichen Ölen aus der Natur gegen den Feuchtigkeitsverlust, gegen Trockenheit, auch mit Kollagen gegen Fältchenbildung und solche für die Durchblutung und mit speziellem Wirkstoff für das Volumen.

Wichtig: Lippen-Pflege ist für alle Tage, wie Zähneputzen und duschen – nur dann hilft es. Sonst werden die Lippen wieder schlaff und rau. Und noch wichtiger: Lippenpflege ist Gesundheitspflege! Achten Sie beim Kauf auf einen hohen Sonnenschutzfaktor, den Lippen- und Pflegestifte und auch Lippenpflege heute schon beinhalten.

Test: Welchen Charakter haben Sie?
IHR LIPPENSTIFT VERRÄT ES

Die Physiognomie gilt heute als Pseudo-Wissenschaft, ja mehr noch, als gefährlicher „wissenschaftlicher Unterbau" für Vorurteile und Rassismus. Es braucht keine (Pseudo)Wissenschaft, um den Gesichtsausdruck eines Menschen zu erraten: Hochgezogene Mundwinkel sind meist ein Zeichen für Freude und Lebenslust, herabgezogene Mundwinkel ein Zeichen für Trauer und Enttäuschung. Diese unkomplizierte Tatsache bildet auch die Grundlage einfacher Zeichnungen von Kleinkindern und Piktogrammen wie Smileys oder Comics. Und so wollen wir diesen harmlosen, fröhlichen Test auch verstanden wissen: Schauen Sie auf Ihren Lippenstift, vielleicht verrät er Ihnen einiges über Ihren Charakter.

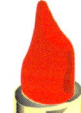

Je kantiger die Spitze nach Gebrauch des Lippenstiftes ist, desto mehr verfügen Sie über Antrieb und Ehrgeiz, aber auch über viel Humor, Sensibilität und Verlässlichkeit.

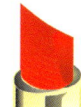

Da sollen die Lippen das Bedürfnis nach Perfektion „geleckt" haben. Die Fläche steht für Ausgeglichenheit, die scharfe Kante für gute Qualitäten als Liebhaberin.

Flach und gradlinig: Eine vernünftige und praktisch Veranlagte, aber mit verborgenen künstlerischen Talenten, weiß das Psychogramm.

Sieht aus wie eine Kugel. Diese Frauen, die ihren Stift rundherum „ablecken", sollen klug, liebevoll – und intelligent sein. Sie besitzen einen guten Geschmack.

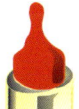

Der Lippenstift ist für die Frau wie ein Schnuller fürs Baby. Die Form der kurvigen Mal-Manöver deutet auf Lebensfreude und Genuss hin.

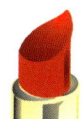

Gäbe es einen Studienbereich in der Lippenstiftkunde, dann wäre hier alles klar. Sie hat viel Herz und Gefühl – und vergießt manchmal auch ein Tränchen...

Aus diesem Stift ist ein „Haus" geworden. Vielleicht die Sehnsucht nach Haus und Hof, Mann und vielen Kindern und dem Wunsch, behütet zu leben.

Ein Hinweis auf Güte. Wenn Sie am Ende eines Lippenstiftes so eine Spirale entdecken, dann wissen Sie, das ist ein prima Mensch, ein feiner Kerl...

Außen rot und innen?
WAS IST WIRKLICH DRIN IM BUNTEN STIFT?

Eine Frau, die sich mehrmals am Tag die Lippen schminkt, verspeist im Laufe eines Jahres durch das Lippenablecken und beim Essen ohne weiteres einen ganzen Lippenstift.

Ja, was esse ich eigentlich tagtäglich? Was ist denn bloß drin im Stift? fragen Frauen ängstlich. Zur Beruhigung, meine Damen: Heute gibt es in den Lippenstiften mit an Sicherheit grenzender Wahrscheinlichkeit keine gesundheitlich gefährdenden Substanzen. Das ist nicht nur verboten, sondern es wird auch regelmäßig kontrolliert und zwar, bevor etwas auf den Markt kommt – zum Beispiel durch „Dermatest" (siehe unseren Expertenblock) und durch die „Stiftung Warentest." Ich gehöre dem Beirat dieser unabhängigen Stiftung mit Sitz in Berlin an.

Seit über zehn Jahren gibt die INCI-Nomenklatur (International Nomenclature Cosmetic Ingredients) darüber Auskunft, welche Inhaltsstoffe in welcher Konzentration in kosmetischen Mitteln vorkommen. Ab 2012 müssen Hersteller das Versprechen der Schönheit beweisen. Das hat die EU beschlossen. Der Verbraucher soll nicht mit falschen Versprechungen in die Irre geführt werden. Aussagen wie „verringerte Faltenbildung" oder „verjüngende Wirkung" müssen halten, wofür sie werben.

Der IKW (Industrieverband Körperpflege- und Waschmittel e.V., Frankfurt am Main), der in der EU eng mit anderen Verbänden und politischen Gremien zusammen arbeitet, hat eine Broschüre mit den Bezeichnungen in deutscher Sprache herausgegeben. Jedem Inhaltsstoff aus diesem Verzeichnis werden eine oder mehrere Funktionen, wie z. B. bleichend, bräunend, glättend oder konservierend, zugeordnet, die in ihrer Gesamtheit die Eigenschaften des kosmetischen Produkts bestimmen.

Die wichtigsten Komponenten in einem Lippenstift – bis zu 20 verschiedene – sind Ölauszüge, Wachse und Pigmente sowie zum Teil spezielle Wirkstoffe, wie ein Lichtschutzfaktor. Ein hoher Wachsanteil sorgt für eine feste Konsistenz und für Haltbarkeit, ein hoher Ölanteil für Glanz und Geschmeidigkeit.

Perlglanz- oder Cremestifte bestehen aus einer Kombination von Ölen, Fetten und Wachsen mit einem hohen Anteil an Farb- und Perlglanzpigmenten (Glimmer aus dem Bergbau, der je nach Farbton mit verschiedenen Schichten überzogen wird).

Mattstifte haben einen geringeren Ölanteil, wodurch sie länger haften und decken. Die Pflegewirkung ist jedoch geringer und empfiehlt sich nicht bei spröden Lippen.

Bei trockener Luft sind **Transparent- oder Glanzstifte** besonders geeignet. Sie enthalten wenig Farbpigmente, haben jedoch einen höheren Fettanteil als Cremestifte.

Der **Lipgloss**, von farblos bis farbintensiv, besteht aus Wachsen, Ölen, Fetten, Farb-, Parfüm- und Aromastoffen. Da der Ölanteil bis zu 90 Prozent beträgt, hält er die Lippen geschmeidig.

Der Hafteffekt bei **Longlasting-Lippenstiften** wird durch flüchtige synthetische Öle erreicht, die nach dem Auftragen verdunsten. Zurück bleibt ein trockener, kaum öliger Film.

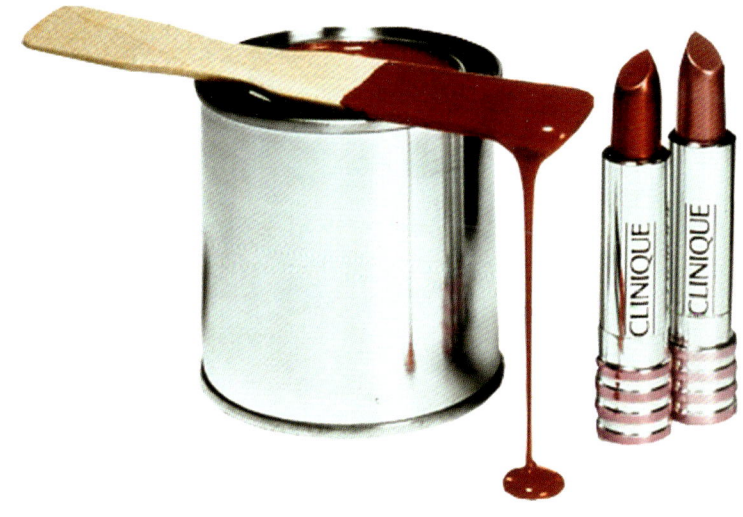

Anklage: Zauberei und Betrug
Lippenrot und Sünde

2500 v. Chr.: Ältester Fund in der Stadt Ur im heutigen Irak. Es ist ein zart getönter Lippenbalsam aus Insektenblut.

ca. 1350 v. Chr.: Nofretete, Gemahlin des ägypt. Königs Amenophis IV. (später genannt Echnaton, Sohn der Sonne), galt als die Schminkkünstlerin: dunkel umrahmte Augen, ein voll ausgemalter Mund und Rouge – und das alles mit Ruß, Öl und Bienenwachs! Ihr Name bedeutet „die Schöne ist gekommen" – ihre Büste ist zu bewundern im Alten Museum auf der Museumsinsel in Berlin.

um 1290 v. Chr.: Nofretiri, Gemahlin des ägyptischen Königs Ramses I., hat sich ihre Lippen mit Hennalauge geschminkt.

60 n. Chr.: Poppea, Frau des römischen Kaisers, färbte sich die Lippen aus Rotweinablagerungen und einer Pflanzenfarbe. Die Römer hatten Bleiweiß verboten. Dafür nahmen die Frauen das giftige, quecksilbrige Mineral Zinnoberrot für Lippen und Wangen. Die Augen wurden mit Ruß schwarz umrandet.

Mittelalter: Schminken galt als Teufelswerk. Viele Frauen kamen als Hexen auf die Scheiterhaufen und wurden verbrannt.

1533-603: Königin Elisabeth I. von England liebte Kosmetik, ließ eine Art Lippenstift aus hartem, zerstoßenem Alabaster, versetzt mit roten Farbpartikeln, fertigen ebenso wie den ersten Taschenspiegel für unterwegs in der Kutsche. Ihr Gesicht puderte sie weiß, auf die Wangen kam Rouge, die Lippen leuchteten rot.

1729-1796: Katharina die Große von Russland (geb. in Stettin) ließ sich von ihren Kammerzofen die Lippen „knutschen" und saugen (Schminke war damals sehr teuer und Katharina war eine sparsame Frau). Schon im letzten Jahrhundert v. Chr. hatte die schöne Cleopatra dieses „push-up" für die Lippen bevorzugt.

1770: Wer sich schminkt – betrügt! Dieses Gesetz wurde in Frankfurt am Main erlassen: „Wer einen männlichen Untertan durch trughafte Mittel, wie rote und weiße Schminke, duftende Essenzen und Puder, in die Ehe verlockt, wird wegen Zauberei verfolgt. Die Heirat kann vor Gericht annulliert werden."

1717-1780: Kaiserin Maria Theresia von Österreich – „Sie regiert mit fester Hand wie ein Mann und hat auch noch 16 Kinder geboren", sagten ihre Bewunderer. Schön geschminkt war nur „Sissi" im Kino (Romy Schneider, 1938 –1982).

1819-1901: Königin Viktoria von England ließ das Volk wissen: Make-up am Hofe Ihrer Majestät ist unhöflich.

1815-1848: Die Jungfern von der Spree wollten eine Haut so weiß wie Schneewittchen haben. Sie nahmen dafür neue Cremes mit Bleiweiß, Quecksilber und Cadmium. Die Haut wurde dadurch schwer geschädigt. Trotz Ärzte-Warnung kam das Verbot in Deutschland erst Jahrzehnte später.

Heute: Wieder gibt es junge Mädchen aus Armutsbezirken in einigen Ländern, die sich Bleiweiß ins Gesicht reiben. Sie wollen eine helle Haut und dadurch bessere berufliche Chancen bekommen. Das traurige Sprichwort in diesen Ländern: „Wenn du braun bist, machst du keine Karriere, nicht einmal im Bordell."

Körperpflegemittel

GESCHICHTE

Im 18. Jahrhundert :

Aus dieser Zeit stammt auch ein Frankfurter Gesetz aus dem Jahre 1770: „Wer irgendeinen männlichen Untertan durch trughafte Mittel als da sind: rote und weiße Schminke, allerlei duftende Essenzen und Puder, in die Ehe verlockt, wird wegen Zauberei verfolgt, und die Heirat kann vor Gericht für null und nichtig erklärt werden!"

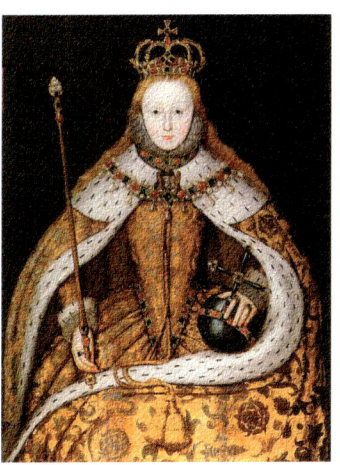

Links: Nofretete, altägyptische Königin

Rechts: Elisabeth I. von England (1533-1603)

No Body is perfect
Camouflage für Männer und Frauen

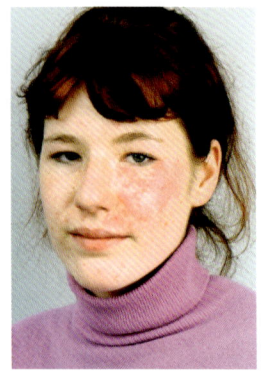

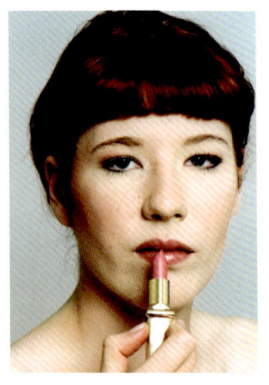

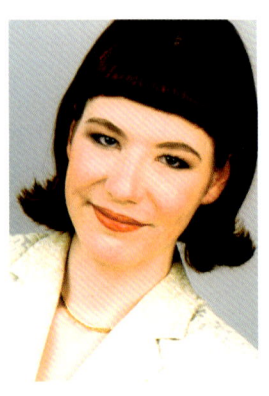

Das großflächige Feuermal auf der linken Gesichtshälfte kann mit Camouflage nahezu unsichtbar gemacht werden.

Wochenlang haben Sie sich auf das Fest gefreut; der große Tag kommt. Doch morgens wachen Sie auf mit einem Pickel auf der Nase, Sie möchten am liebsten zu Hause bleiben, wieder ins Bett gehen.

Doch keine Angst, Camouflage hilft auch in diesen Fällen. Sie ist ein kleiner Rettungsanker für den Alltag bei roten Äderchen, Besenreisern, Schwangerschaftsstreifen, Altersflecken, Lippen-Herpes, Kussflecken, Hautveränderungen durch Sonneneinwirkung oder auch Narben, die durch Tattoo-Entfernungen entstanden sind. Dafür können Sie eine extra Light-Camouflage mit allerdings nur 35 Prozent Pigmentierung, die in Apotheken erhältlich ist, verwenden (die 50-prozentige Pigmentierung ist für Menschen mit z. B. sehr großen sichtbaren Narbenfeldern, krankheitsbedingten Veränderungen auf der Haut notwendig).

Der Regierende Bürgermeister von Berlin, Klaus Wowereit, brachte es in einem Grußwort mit vielen Wünschen zum zehnjährigen Bestehen des Hilfsvereins „Camouflage e. V." auf den Punkt: *„Viele Menschen haben das vermutlich schon einmal erlebt – wegen einer kleinen Verletzung nach der Rasur oder eines Pickels glaubt man, alle Blicke auf sich zu ziehen. Aber im Gegensatz zu den schwer vom Schicksal Betroffenen sind solche Blessuren vergänglich..."*

So gesehen ist ein wenig Camouflage für alle da. Und deshalb möchte ich Ihnen hier noch einige Tipps mit auf den unbeschwerten Weg durch den Alltag geben.

Farbauswahl:
Aus den verschiedenen Farbtönen der Camouflage-Palette bei Tageslicht und je nach Jahreszeit die zur Haut passende Farbe auswählen.

Vorbehandlung:
Bei fettiger Haut mit einer milden Lotion vorher reinigen. Als Camouflageunterlage eignet sich am besten eine fettfreie Feuchtigkeitscreme.

Egalisieren:
Unebene Hautstellen werden vor dem Auftragen der Creme mit einem plastischen Camouflage-Präparat ausgeglichen.

Auftragen:
Camouflage-Creme wird gleichmäßig auf die Stellen „aufgerollt" und mit einem kleinen Make-up-Schwamm oder Pinsel über die Ränder verstrichen.

Mit Camouflage-Stiften lassen sich nicht nur Farbanomalien kaschieren, sondern auch der Lippenrand, z. B. bei abfallenden Mundwinkeln. Diese Stellen lassen sich ebenso wie dunkle Nasolabialfalten mit dem feinen Camouflage-Pencil aufhellen.

Fixieren:
Danach mit einer Puderquaste den Fixierpuder (wasserfest) so auftragen, dass alle korrigierten Gesichtsflächen gleichmäßig bestäubt sind. Restpuder mit einer Bürste entfernen. Für den Körper gibt es ein wasserfestes Fixierspray.

Colorieren:
Lidschatten, Wimperntusche, Puderrouge und auch Lippenstift können danach beliebig aufgetragen werden. Ist oft sogar ratsam um Farbe ins Gesicht zu geben. Da jetzt die Makel verdeckt sind, ruhig Mut haben.

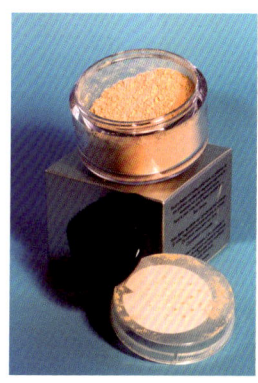

Entfernen:
Nur mit einem speziellen Reinigungspräparat. Zum Nachreinigen einfach nur ein mildes Gesichtswasser benutzen.

Fixierpuder neutralisiert bei Männern und Frauen sofort unschönen Glanz. Wird die Lippenkontur damit gepudert, läuft der Lippenstift nicht so schnell in die kleinen Fältchen aus.

Übrigens:
Der Begriff Camouflage kommt aus dem militärischen Vokabular und bedeutet so viel wie tarnen, verschleiern. Mehr darüber unter www.Arbeitskreis-Camouflage.de.

Experten geben Rat

Natürlich arbeiten viele kreative Menschen an einem Lippenstift, bevor Visagisten und Kundinnen damit malen können. Im Labor werden Farbpigmente gemischt, neue Rezepturen zusammengestellt und erprobt. Also ein langer Weg bis zum Mund. Noch heute werden kleine Lippenstift-Stückzahlen von speziellen Modefarben per Hand hergestellt: Keine Massenware, sondern Manufakturware.

Menschen heute haben ein neues Körperbewusstsein und auch ein erhöhtes Bedürfnis nach Information. Deshalb habe ich für meine Arbeit ein Experten-Team an meiner Seite: Mediziner, Chemiker, Biologen, Psychologen und Trendforscher.

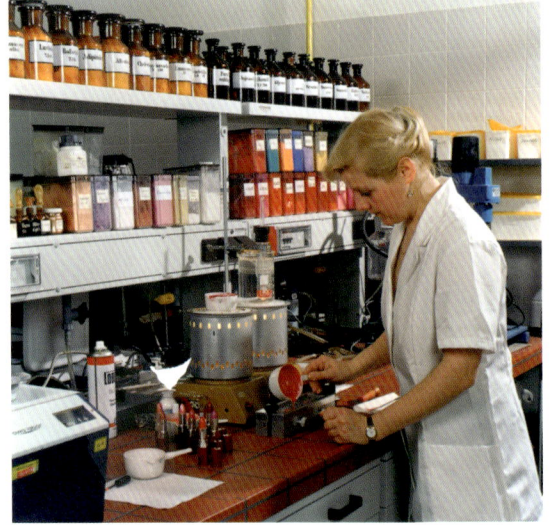

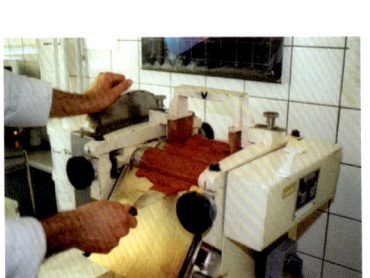

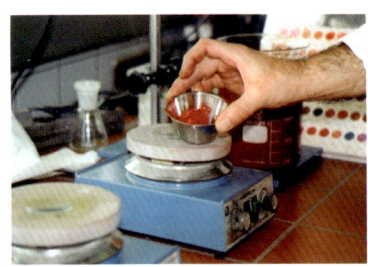
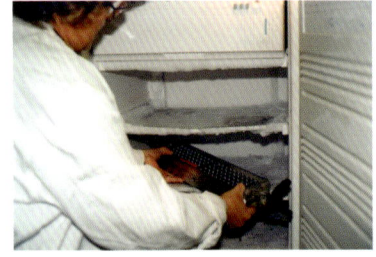
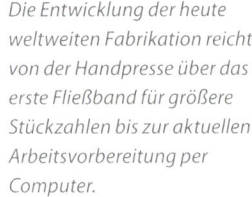

Die Entwicklung der heute weltweiten Fabrikation reicht von der Handpresse über das erste Fließband für größere Stückzahlen bis zur aktuellen Arbeitsvorbereitung per Computer.

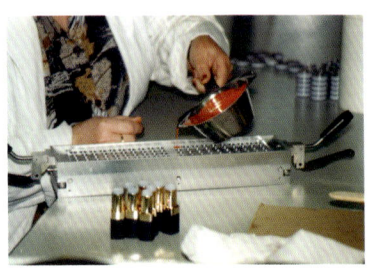
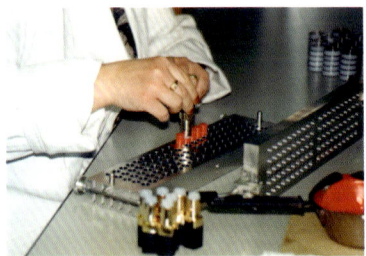

So schützen Sie die dünnste Haut
Vorsorge und Pflege für die Lippen

Krebs im Mund und auf den Lippen treten eher selten auf. Hauptrisikofaktoren sind Rauchen und der Genuss hochprozentiger alkoholischer Getränke. Erste Anzeichen einer Krebserkrankung können Veränderungen der Schleimhaut in der Mundhöhle oder der Lippenhaut sein. Sie machen sich oft durch rote oder weiße Flecken bemerkbar. Auch zuviel Sonne schadet. Hierfür die gute Nachricht: Ein deckender Lippenstift, so wie wir ihn heute kennen, bietet durch seine Farbpigmente einen in der Regel ausreichenden Schutz gegen das Lippenkarzinom. Die Lippenhaut hat nur drei bis fünf Zellschichten, sie ist also dünn im Verhältnis zur übrigen Gesichtshaut, die über bis zu 16 Zellschichten verfügt! Sie hat keine Schweiß- und Talgdrüsen wie die übrige Körperhaut (Hydro-Lipid-Film). Lippen trocknen deshalb schneller aus und werden spröde.

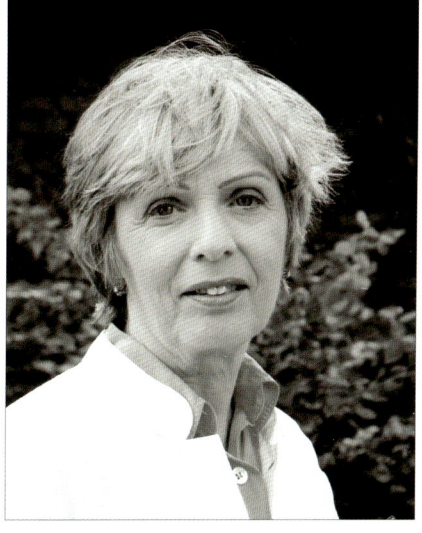

Dr. med. Gisela Albrecht, Dermatologin und Allergologin, Berlin

Was mir am Herzen liegt: Die Kleinsten tragen das größte Risiko. Dringender Rat an alle Erwachsenen: Bis zum Ende des ersten Lebensjahres sollte ein Kind überhaupt nicht der direkten Sonne ausgesetzt werden. Danach nur mit Sonnenschutz, nicht nur Creme, sondern auch durch entsprechende Kleidung wie T-Shirt, möglichst mit langen Ärmeln, und Kopfbedeckung.

Für Klein und Groß gilt: Sonnenbrände „vergisst" die menschliche Haut nie. Bei Früherkennung und Behandlung der Vorstufen ist heute der Hautkrebs (malignes Melanom) heilbar. Die wichtigste Rolle bei der Früherkennung spielen Sie selbst.

Kosmetik ist auch Gesundheit
SEIT 1978 VERGEBEN WIR GÜTESIEGEL

Die Hautpflege spielt eine zunehmend größere Rolle. Für wenige andere Industrieprodukte wird heute so viel Geld ausgegeben wie für die individuelle Hautreinigung und Hautpflege. Viele Menschen empfinden die regelmäßige Anwendung von Hautpflegeprodukten und dekorativer Kosmetik als subjektive Verbesserung ihres Wohlbefindens, ganz im Sinne der Weltgesundheitsorganisation: „Gesundheit ist der Zustand des völligen körperlichen, geistigen und sozialen Wohlbefindens und nicht nur des Freiseins von Krankheit und Gebrechen."

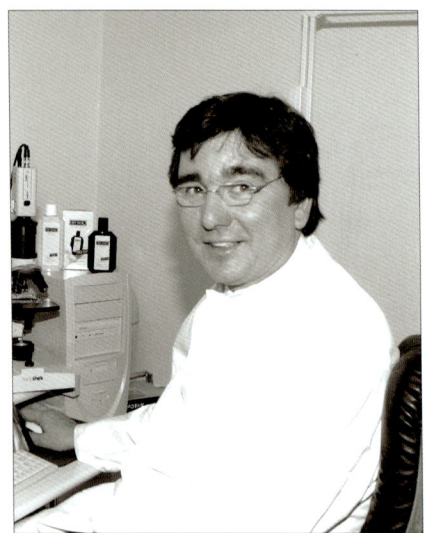

Dr. med. Werner Voss, Facharzt für Dermatologie und Umweltmedizin, Institut Münster

Damit ist die Kosmetik ein wesentlicher Punkt menschlicher Gesundheit. Es konnte durch Studien belegt werden, dass jemand durch ein attraktives, gepflegtes Äußeres soziale Vorteile hat gegenüber subjektiv als weniger attraktiv empfundenen Menschen. Das gilt auch ohne Zweifel für die Älteren in unserer Gesellschaft.

Dr. Voss: „Kosmetika, insbesondere dekorative Kosmetika, müssen jedoch einwandfrei verträglich sein. Sie dürfen keine Allergien oder Unverträglichkeiten auslösen und sie dürfen die Haut nicht schädigen. Deshalb habe ich 1978 die DERMATEST® GmbH gegründet. Wir arbeiten national wie international mit Dermatologen, Allergologen, Biologen, Lebensmitteltechnikern, Universitäten und Forschungsinstituten zusammen. Wir erfahren durch unsere internationalen Verbindungen von den Entwicklungen in der Wissenschaft und aus dem Kosmetikbereich und vergeben nach unseren Tests ein Gütesiegel."

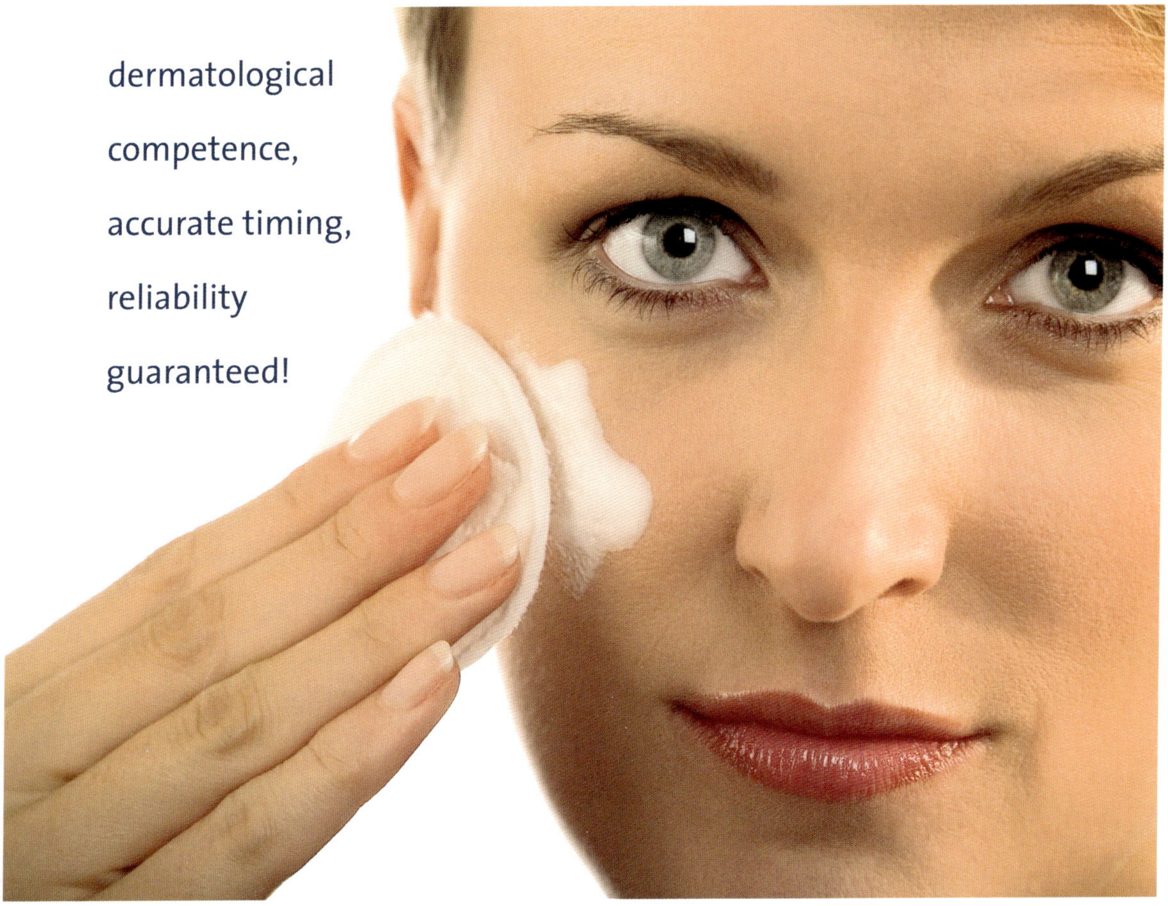

dermatological
competence,
accurate timing,
reliability
guaranteed!

Individual solutions for your test designs

- Human Patch – Tests according to international guidelines
- Repetitive Patch – Tests & Photo-Patch-Tests
- Clinical Applications Tests: Dermatology, Parodontology, Ophthalmology
- Skin Roughness – Determination with Optical 3D and Laserprofilometric measurements according to DIN 4768ff
- Sun Protection according to DIN 67501 & COLIPA & Australian Standard (AS/NZS 2604) with Specord 250
- LSF-Screening according to the Boots-Star-System (Labsphere)
- Skin Moisture and Skin Oil Content Measurements
- Skin Elasticity Measurements & TEWL- & pH-Measurements
- Bleaching – Tests and contact-free Temperature Measurements
- Safety Assessments & Research-Consulting by our team of dermatologists
- Computer Assisted Literature Research & Dermatologic Seminars
- VIVASCOPE 1500 System (confocal microscope)
- Dermascan (dermatological ultra sound)
- Measurement of antioxidant capacity with Photochem

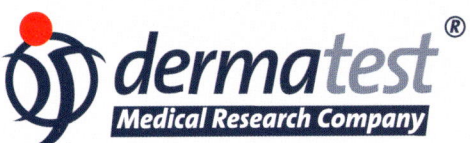

DERMATEST® GmbH, Medical Research Company
Engelstrasse 37 · 48143 Muenster · Germany
Fon: + 49-251-4 88 22 49 · Fax: + 49-251-4 90 27 27
info@dermatest.de · www.dermatest.de

dermatest®
Medical Research Company
Laboratory for allergologic and dermatologic research

Von Berlin nach Bollywood
Die globale Verführung von der Spree

Seit 40 Jahren ist die berufliche Welt des Chemikers Arnold Langer von einer Formel bestimmt. Sie heißt: Theater + Filmschminke x Make-up für den Alltag x für Menschen mit Hautbehinderungen = Erfolgsstory des Firmengründers Kryolan.

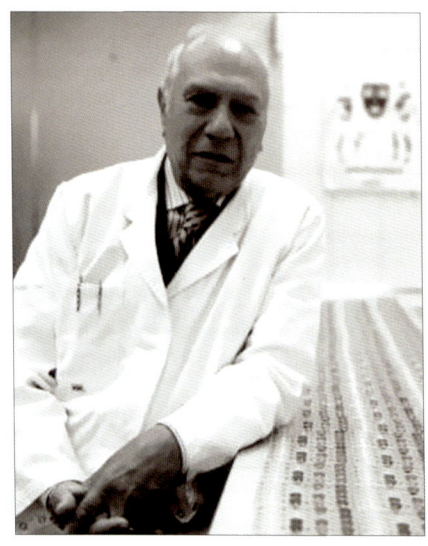

Chemiker Arnold Langer, 2005 Auszeichnung von der Düsseldorfer Messe für sein Lebenswerk mit dem Life of Beauty Award.

Aus dem Familienbetrieb ist mit 220 Mitarbeitern ein Familienunternehmen geworden, das weltweit exportiert. Arnold Langer, seine Frau Waltraud, die Söhne Wolfram und Sebastian sowie nun auch Enkel Dominik sind sich einig: Kommerz ist nicht alles. Der Mensch muss immer im Mittelpunkt der fachkompetenten Arbeit stehen.

Langer: „Lanolin z. B. ist ein tierisches Produkt. Aber vor Jahren wurde festgestellt, dass es, wenn auch gering, so doch ein allergisches Potenzial hat. Ein Grund für uns, für die ‚Kryolaner', die ‚Lip-rouge'-Palette frei von Lanolin zu halten". 14.000 kosmetische Artikel führt die Berliner Firma, sie reichen vom Abdeck-Stift für kleine Pubertätspickel bis zu Tarnfarben für das Militär sowie Blut und Sekreten für „Grusicals" in Film und Theater.

Übrigens: Für Indiens Filmimperium Bollywood in Mumbai und andere Zentren liefert Kryolan (Standort Chennai, früher Madras) für die indischen Stars deckendes Camouflage-Make-up mit den hellen europäischen Farbtönen. Bollywood hat sich heute neben Hollywood (USA) zur größten Filmindustrie der Welt entwickelt.

Lippenstift und Selbstbewusstsein
GUTES AUSSEHEN IST EIN KAPITAL

Der Lippenstift – das ist Erotik und Verführung pur, manchmal nur eine modische Laune. Aber neuerdings wird er von Frauen auch aus anderen Beweggründen eingesetzt: als ein äußeres Zeichen für Selbstbewusstsein. „Eva" nutzt den roten Stift als Unterstreichung ihres Auftritts in der Öffentlichkeit. Gutes Aussehen ist ein Kapital, genauso wie Bildung und Flexibilität. So gehören auch Mode und Make-up zu sozialen Prozessen, die Werteordnungen zu einer bestimmten Zeit widerspiegeln.

Prof. Dr. Carlo Michael Sommer ist einer der führenden Marktforscher, der sich seit 1994 mit seinem Team nationale und internationale Märkte der Wirtschaft erschlossen hat. "Sommer Research", Mannheim, will Kunden und deren Handlungen, ihr soziales Umfeld transparent machen. „Understanding your Consumer" ist die erfolgreiche Philosophie des Instituts.

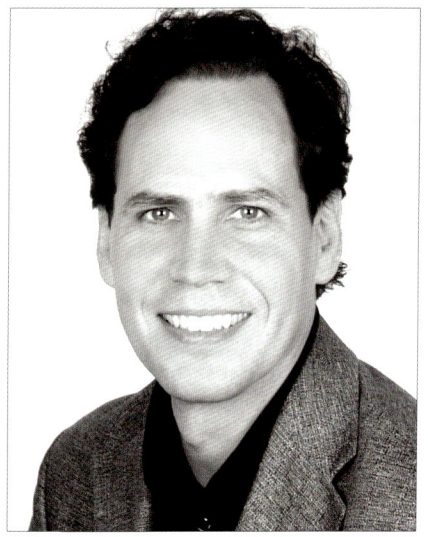

Prof. Dr. Carlo Michael Sommer, Mannheim, Sozialpsychologe, lehrt auch an der Hochschule Darmstadt

Prof. Sommer: „Das berufliche Leben heute erfordert vom Mann genauso wie von der Frau vor allem Beweglichkeit und Kommunikationsfähigkeit. Früher reichte es, einen einzigen Beruf zu erlernen. Heute ist der Mensch gefordert, sich angesichts der globalen Entwicklungen, weiter zu bilden, vielleicht sogar Beruf und Wohnort zu wechseln, wenn er besser und erfolgreicher leben will. Zwischen Arbeits- und privater Welt gibt es heute oft fließende Grenzen. So wird auch das Erscheinungsbild zunehmend wichtiger.

Volle Lippen – volles Leben
Kein Geheimnis mehr um Schönheitsoperationen

Volle Lippen sind ein Zeichen von Jugend und Erotik. Durch sogenannte „Refiller", wie z. B. Hyaluronsäure, gelingen kleine Wunderwerke, die für Frauen und Männer geeignet sind. Voraussetzung: Behandlung durch einen Facharzt. Hyaluronsäuren werden in die Haut gespritzt, binden Feuchtigkeit – das erhöht den „prallen Effekt". Auf diese „Geheimwaffe" greifen immer mehr Menschen zurück. Dabei kommt es auf die richtige Dosierung an, damit es natürlich und nicht übertrieben wirkt. Wichtig: Produkte spritzen lassen, die abbaubar sind. Alles andere ist gefährlich und kann u. U. zu Knötchenbildung führen. Haltbarkeit des Auffüll-Effekts ist ca. fünf bis sieben Monate.

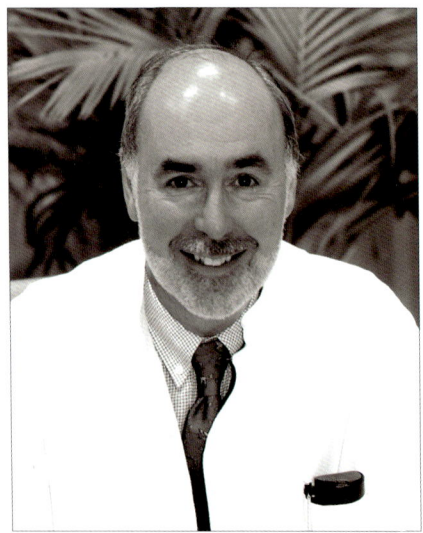

Dr. Dr. med. Johannes C. Bruck, Chefarzt für plastische Chirurgie, Martin-Luther-Krankenhaus, Berlin

Eine Alternative: Das Permanent-Make-up als dauerhaftes Tattoo. Wichtig sind exakte Linienführung und die Farbwahl. Lieber ein dezenter Hautton als dunklere Farben – auch im Hinblick auf die Lippenstiftwahl. Vorsicht für alle, die zu Lippenherpes neigen. Er entfaltet sich beim Tätowieren, die Farben werden womöglich nicht halten.

Grundsätzlich gilt für die Plastische Chirurgie: Immer mehr ist möglich. Längst werden Gesichter nicht mehr gestrafft, sondern modelliert – auch mit Eigenfett. Operationen sind schonender, es fließt kaum noch Blut, und Patienten sind schon bald wieder „gesellschaftsfähig". Auch haben Plastische Operationen heute den Nimbus verloren, nur etwas für Prominente zu sein. Und wie Sie Ihr strahlendes Aussehen dann erklären, können Sie selbst entscheiden.

Null gibt es nicht!
Der Mensch zwischen Jugend und Alter

Lasermedizin: Sie ist oft das große Thema, speziell unter Frauen. Der Laser wird als ein Wechsel auf die eigene Zukunft empfunden, denn so meinen viele: Eines Tages, da lasse ich alle meine Falten einfach weg lasern...

Ist es so? Prof. Dr. Berlien, ein weit über die Hauptstadt hinaus bekannter Laserspezialist: „Ich habe ja keine Klienten, sondern Patienten, Menschen also, die mit ihrem Gesicht oder ihrem Körper ein wirkliches gesundheitliches Problem haben. Aber das, was ich diesen Menschen in meinem klinischen Alltag auch manchmal sagen muss, ist: Null Falten gibt es nicht!"

Doch alle Männer und Frauen mit einem schweren Leiden empfinden auch eine 50-prozentige Wiederherstellung fast wie ein Wunder, sie können damit leben. Heute erwarten viele, dass sie sich ihre Jugend zu hundert Prozent zurück erobern könnten. Das Indikationsspektrum für den Lasereinsatz ist breit gefächert und betrifft nahezu alle Teilbereiche der Medizin. Doch das werbliche Versprechen für Schönheit und Jugend ist nicht voll einzulösen.

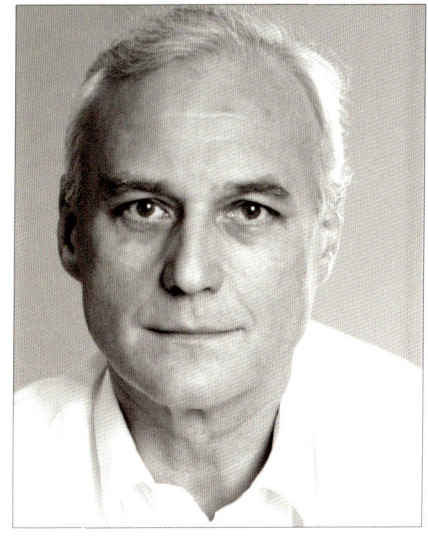

Prof. Dr. med. H.-Peter Berlien, Chefarzt der Abteilung für Lasermedizin, Elisabeth-Klinik Berlin

Der Arzt: „Da wird zum Beispiel mit dem Laser die Haut gestrafft, aber wird dadurch die Haut elastischer? Manchmal erkläre ich das meinen Patienten am Beispiel eines Hosengummis: Einmal ausgeleiert, nützen keine Knoten, keine Abnäher. Die Wissenschaft – und auch die Kosmetik – bleiben nicht stehen. Dennoch werden sie den menschlichen Alterungsprozess nicht aushebeln können."

Lieben und geliebt werden
AUFHELLER FÜR DIE SEELE

Ungeküsst sollst du nicht schlafen geh'n, aber abgeschminkt schon! Die meisten Männer finden rote Lippen zum Küssen, doch beim Kuss selbst lieben sie es ungeschminkt. Der rote Mund ist das Signal der Verführung!

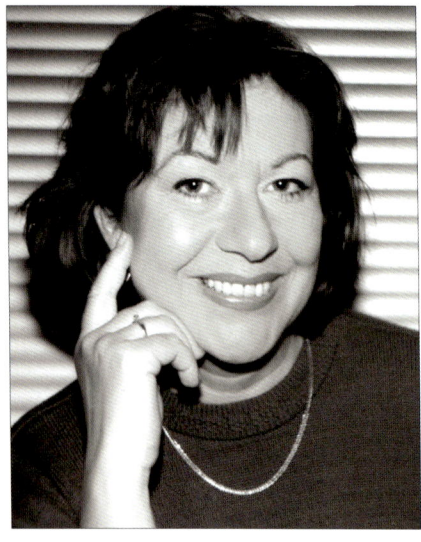

Diplom-Psychologin Renate Buffaloe, Berlin. Sie therapiert auch Patienten mit Hautschäden.

Renate Buffaloe: „Nichts fällt dem Betrachter eines weiblichen Gesichtes mehr ins Auge als ein geschminkter Mund. Er weckt nicht nur den Wunsch nach Verführung, sondern auch tief im Innern die Sehnsucht nach einem lieben Menschen, der zu einem gehört. Denn jeder möchte geliebt werden, niemand möchte einsam und allein sein. Wer als Kind Liebe erfahren hat von Eltern, auch Adoptiveltern, Großeltern, Verwandten, kann diese Liebe später weitergeben, ist liebesfähig. Dann hat er in diesem frühkindlichen Prozess Selbstachtung und Selbstliebe erworben. So wird sich der Mensch als Erwachsener nicht durch Minderwertigkeitskomplexe selbst zerstören; und er wird auch bereit sein, den verhängnisvollen Wunsch aufzugeben, den Partner/ die Partnerin verändern zu wollen.

Wer sich die Welt der „Schönen und Schlanken" anschaut, weiß, dass das Aussehen allein nicht ausreicht, um den Traumpartner zu finden. In die Waagschale der Liebe gehört viel mehr als die Selbstverliebtheit. Die Liebe ist gekennzeichnet von Großzügigkeit, Wärme und Verständnis. Wer also nicht ungeküsst schlafen gehen will, kann einmal damit beginnen, Liebe zu verschenken. Allein dadurch wird man selbst oft am meisten beschenkt."

Spiel mit Farben gegen das Stimmungstief
Lachen von innen – und Sie werden angelacht

„Mir ist so komisch zumute, ich ahne und vermute, es liegt was in der Luft...". So klang es einst in einem Gassenhauer. Ein Frühlingstag, ein warmer Hochsommerabend, die großen, hoch gestimmten Festtage mit Kerzen- und Kuchen-Düften werden individuell wahrgenommen, lösen Stimmungen aus. Psychologen wissen aber auch, dass es durch Alleinsein, Probleme in der Partnerschaft, unerfüllte Wünsche und Sorgen zu Verstimmungen kommen kann. Doch eines Morgens erwachen Sie, fühlen sich tatenlustig und haben eine „verrückte" Idee im Kopf. Machen Sie Ihre Phantasie zu einem gewollten Plan – denn der Mut zur Veränderung hebt Ihr Stimmungstief, stärkt Ihre Selbstliebe, vertreibt Frust. Sie lachen von innen – und Sie werden angelacht. Vielleicht wagen Sie eine neue Haarfarbe oder ein neues Make-up oder Sie probieren als Highlight einen Lippenstift, den Sie noch nie getragen haben. Hier die wichtigsten Farben und ihre Wirkungen.

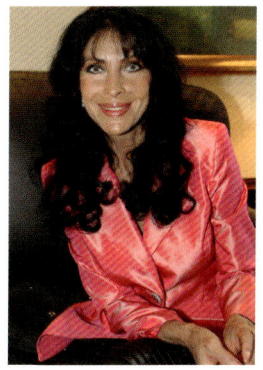

Sängerin Dunja Rajter in provokantem Pink

Rot: dynamisch, sexy, sie hat Power: klare Ansage: Hier bin ich!
Pink: provokant, kapriziös und signalisiert: Ich trau mich etwas.
Lila: extravagant, mystisch, distanzierte Aufforderung: Erobere mich!
Koralle: heiter, gelöst, bedeutet: Ich bin gelassen, freundschaftsfähig.
Malve, Rosé, Apricot: jung, mädchenhaft, romantisch: Flirte mit mir.
Rosenholz: offenherzig, natürlich, unkompliziert: Ich pass mich an!

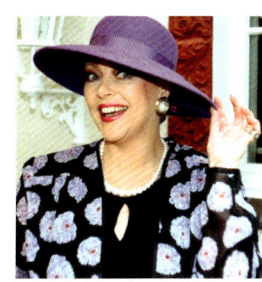

Schauspielerin Barbara Schöne als geheimnisvolle lila Dame

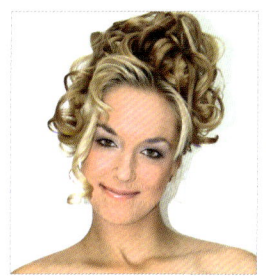

Tennis-As Sabine Lisicki mit romantischem Apricot-Lippenstift

Make-up als Lebensgefühl

So viel Macht in zarten Händen
Beauty-Coaching für Business-Frauen

Hätten Sie es gewusst?

Frauen, die heute Weltpolitik machen:

Angela Merkel, Bundeskanzlerin Deutschland (seit 2005)

Ellen Johnson-Sirleaf, Präsidentin von Liberia (seit 2006)

Michelle Bachelet, Präsidentin von Chile (seit 2006)

Pratibha Patil, Staatspräsidentin von Indien (seit 2007)

Cristina Fernandez de Kirchner, Präsidentin Argentiniens (seit 2007)

Gloria Macapagal Arroyo, Staatspräsident der Philippinen (seit 2001)

Tarja Halonen, Präsidentin von Finnland (seit 2000)

Helen Clark, Premierministerin von Neuseeland (seit 1999)

Mary McAleese, Präsidentin von Irland (seit 1997)

Hillary Clinton, Außenministerin der USA (seit 2009)

In regelmäßigen Abständen veranstalte ich Beauty-INFO-Tage für Business-Frauen. Es sind qualifiziert ausgebildete Frauen in unterschiedlichen Berufen: z. B. Ärztinnen, Rechtsanwältinnen, Unternehmerinnen von kleinen und mittleren Betrieben. Auch Frauen im diplomatischen Dienst oder Ehefrauen der Botschafter in Berlin, denen viele gesellschaftliche Verpflichtungen obliegen, buchen bei mir diese Beauty-INFO-Tage. Neben ihren persönlichen Fragen ist es ihr Wunsch, auch über Trends, die weit über die dekorative Kosmetik hinausgehen, informiert zu werden.

Eines ist diesen spezifischen Gruppen gemeinsam: Sie wollen einen perfekten, zwar weiblichen, aber keinen grellen Auftritt, weder in punkto Schminken, noch in ihrem Outfit oder mit ihren Accessoires. Sie wollen kein personifizierter "Aha-Effekt" sein. Doch sie wollen sich auch nicht in einen männlichen Börsenanzug stecken, nur weil sie kompetent über das Börsengeschäft sprechen können. Eine moderne Zurückhaltung ist "angesagt".

Ich erzähle Ihnen deshalb davon, weil ich glaube, dass viele vor allem der jungen Aufsteiger und Aufsteigerinnen sich auch wieder für solche Informationen interessieren. Personaltrainerin und Autorin Susanne Kleinhenz sagt: "Frauen müssen erkennen, dass nicht mehr der zweitbeste Mann in ihnen steckt, sondern die beste Frau." Die Formel der Trainingsleiterin: "Wie man sich kleidet, so siegt man!"

Grundsätzlich gilt noch immer der alte Spruch: Der erste Eindruck ist entscheidend. Wer nach oben will, wer sich auf den unteren Stufen der Karriereleiter befindet, wird "von denen unten" und "von denen oben" beäugt, steht in der Kritik, die sich vor allem am äußeren Erscheinungsbild festmacht. Erst ein paar Stufen höher auf der Leiter wird es bequemer. Knowhow und Kompetenz, faires Durchsetzungsvermögen zählen dann mehr als Optik.

Stilsicherheit von Kopf bis Fuß, gepaart mit distanziertem Charme öffnen Türen, gleich ob Sie sich bewerben oder im Auftrag Ihrer Firma ein Meeting mit einem neuen Geschäftspartner haben. Wer unsicher ist, sollte ruhig in eine einmalige Typ- und Stilberatung investieren.

Die Regeln:

Tragen Sie ein korrektes, nicht übertriebenes Make-up und rote Lippen, wenn Sie mögen, aber bitte typgerecht (siehe Kapitel Schminkschule). Jedoch Vorsicht beim Augen-Make-up – keine auffallenden Lidschatten. Fingernägel sind gepflegt und lackiert, elegant wirkt eine French Manicure. Beine sowie Achseln (Sommerzeit) sind enthaart. Tragen Sie einen BH. Prüfen Sie vor dem Spiegel auch ruhig einmal, wie Ihr Outfit im Sitzen wirkt. Sie sollten sich nicht überparfümieren; denken Sie daran: In unserer Sprache gibt es den Spruch "Den oder die kann ich nicht riechen..."

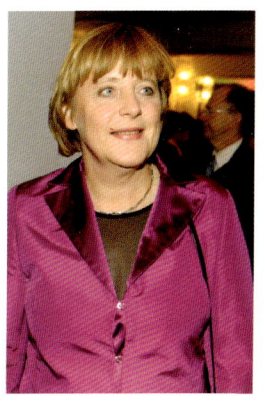

Bundeskanzlerin Angela Merkel gibt sich farb- und modewusst mit zartem Lippenstift.

New Economy- Look: Kleidung heute im Alltag ist salopp und sportlich geworden. Dort, wo junge weibliche und männliche Kreative arbeiten, sieht man bis hinauf in alle Führungsschichten die zwar teuren, aber fast freizeitähnlichen Outfits – Designerjeans, T-Shirts, Polohemden, dazu Jacketts aus feinstem Tuch.

Business-Casual-Look: Die meisten Firmen, die es konventioneller lieben, erwarten von ihren jungen Aufsteigern die Einhaltung eines der Firma angepassten Dress-Codes. Business-Casual ist der Modestil, der für Männer und Frauen gleichermaßen gilt. Für Männer ist die Krawatte nicht mehr überall zwingend, aber die alte englische Regel gilt auch heute noch: "No brown after six"; das bedeutet, braune Schuhe und braune Anzüge nur tagsüber.

In diesen Ländern gibt es kein bzw. nur ein eingeschränktes Wahlrecht für Frauen:

*Bhutan
1 Stimme pro Familie*

*Brunei
kein Frauenwahlrecht*

*Libanon
Frauen müssen einen gewissen Bildungsgrad nachweisen*

*Saudi-Arabien
kein Frauenwahlrecht*

Von morgens bis abends sind Sie gut und wirkungsvoll angezogen mit einem Hosenanzug (keine Seide), einem Kostüm oder einem Etuikleid. Für den Abend in die Bürotasche z. B. einpacken: Seidentop oder ein edles Tuch, Schmuck oder High Heels. Wer "reich" in den Dreißigern ist, sollte die Röcke etwas länger tragen als junge Karrieristinnen mit langen Beinen, die sich die Handbreite über dem Knie – schön zu einem doppelreihig geknöpften Jackett oder einem Long-Blazer – leisten können.

Sie müssen nicht teuer einkaufen, sondern teuer wirken. So geht es: Eindruck machen Sie mit geschmackvollen Accessoires – Tasche, Tuch, Schmuck, Schuhe. Im Ausverkauf finden Sie immer preiswert Seidentücher mit einem handgerollten Saum, eine gute Hand- oder Businesstasche aus Leder. Modeschmuck aus den verschiedensten Materialien, abgestimmt auf die Kleidung, kann wunderschön aussehen.

Üben Sie elegantes Laufen auf guten Schuhen mit hohem Absatz. Sie tragen, auch wenn es noch so heiß ist, keine Flip Flops, sondern offene Schuhe mit Absatz. Strümpfe sind nicht mehr zwingend. Übrigens gibt es neuerdings "Bein-Make-up" aus der Sprühdose. Sieht aus wie Seidenstrümpfe.

Es ist nicht erforderlich, den Chef, die Kollegen oder Mitarbeiter jeden Tag mit einer neuen verrückten Frisur oder einer stets wechselnden Lippenfarbe zu überraschen. Signalisieren Sie Selbstbewusstsein und Sicherheit diskreter. Sie haben hoffentlich kein Gesichts-Piercing. Großflächige, sichtbare Tattoos sollten auf jeden Fall für ein eventuelles Vorstellungsgespräch mit Camouflage unsichtbar gemacht werden.

Mit Farben, Mustern und Schnitt der Kleidung können Sie kleine Mängel vertuschen. Kleine Frauen mit schmalen Hüften sind hosentauglich, tragen eher kurz geschnittene Kostümjacken und Pullover, am besten Ton in Ton, macht optisch größer. Verzichten Sie auf Hüftröcke.

Große schlanke Frauen dagegen können fast alles tragen, auch Mustermix und Kombinationen sowie die schicken weiten Marlene-Dietrich-Hosen. Die rundlichen Kleinen und Großen begehen oft den Irrtum, sie könnten mit weiten und gerade geschnittenen Sachen ihre Rundungen verhüllen. Aber das stimmt nur zur Hälfte, im wahrsten Sinne des Wortes. Tragen Sie lieber ein Figur betontes Kleid oder ein Oberteil und dazu einen Ihrer Körpergröße entsprechenden Rock (Große Frauen = längere Röcke, kleinere Frauen = kürzere Röcke) und nun erst darüber ein "weiteres, fließendes, schmeichelndes" Teil: Bluse, Jacke, Kurzmantel, ohne Taillen-Nähte.

Große fülligere Frauen können eine Kombimode tragen, abgestimmt Ton-in-Ton. Und wie ich schon sagte: Mit einem Make-up und dem Lippenstift können Sie von allen Rundungen ablenken. Denn der Lippenstift macht eine schmale Taille.

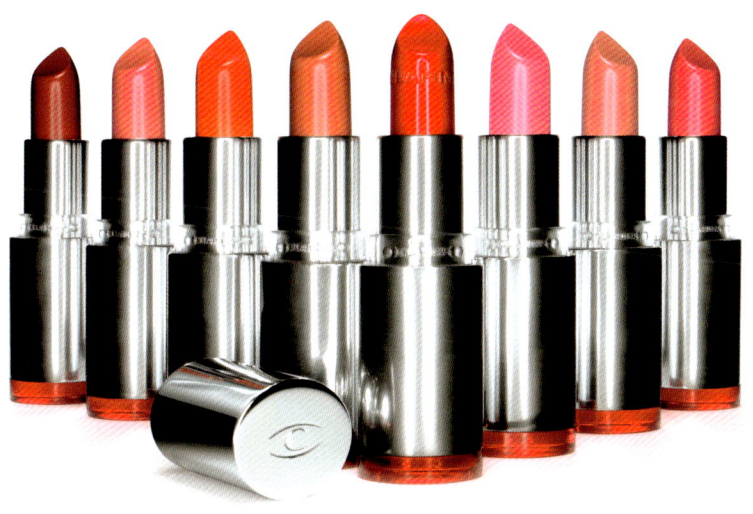

Der Kosmetikhersteller Clarins präsentiert eine vollkommen neue Garde von Lippenstiften: „Joli Rouge" mit Mangobutter.

Test: Haben Sie Charisma?
Ihr Auftreten verrät es

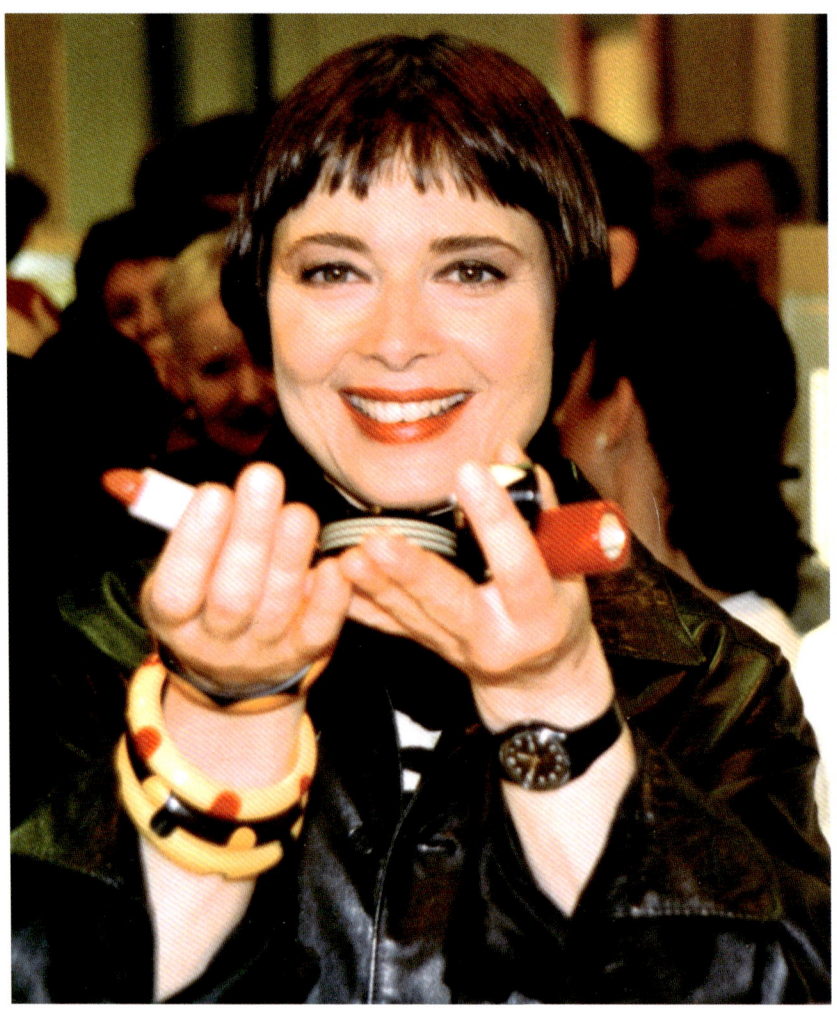

Isabella Rosselini, Schauspielerin und Tochter von Ingrid Bergman. Sie ist eine charismatische Frau und ein Weltstar.

Manche Menschen haben sie von der Natur mit bekommen: Ausstrahlung (Charisma). Sie können andere Menschen mitnehmen in ihre Begeisterung – im Positiven wie im Negativen. In diesem Test geht es um die positive Ausstrahlung, die Führungsqualität. Personalchefs wissen, dass das besondere „Etwas" gepaart mit Kompetenz ein wahrer Karrierebeschleuniger ist. Charisma lässt sich auch erlernen, testen Sie sich!

1. Machen Sie sich oft Gedanken, wie andere Ihr Outfit finden?
   a)   Nein, denn ich habe ja meinen Stil gefunden.
   b)   Nein, Aussehen ist nicht so wichtig, sondern die Arbeit.
   c)   Ja, ich stehe oft vor dem Spiegel, ich bin unsicher.

2. Ihr Chef zieht ein Projekt an Land. Wen beauftragt er damit?
   a)   Ich denke, Gott sei Dank bin ich nicht dafür geschaffen.
   b)   Mich natürlich und ich freue mich darüber.
   c)   Ich denke, welche Arbeit auf mich zukommt.

3. Bei einem Umtrunk mit den Kollegen...
   a)   stehen Sie im Mittelpunkt, weil Sie gerne reden.
   b)   stehen Sie oft im Mittelpunkt, weil andere sich um Sie scharen.
   c)   Meistens gehe ich bald. Meine Freizeit ist mir wichtiger

4. Fällt es Ihnen schwer, für Kollegen eine kleine Rede zu halten?
   a)   Ja, ich habe dafür nicht das Selbstbewusstsein.
   b)   Nein, kein Problem, würde ich gerne machen!
   c)   Das hat an meinem runden Geburtstag auch keiner getan

5. Bei einem Geschäftstermin erzählt mein Gegenüber vom Urlaub:
   a)   Ich täusche Zuhören vor und nicke freundlich.
   b)   Ich finde es super, Persönliches zu erfahren.
   c)   Was geht mich sein Privatleben an? Es geht um den Betrieb

6. Wie finden Sie solche Tests?
   a)   Ich denke, aus seiner Haut kann man sowieso nicht heraus.
   b)   Informativ, weil man über sich selbst einmal nachdenkt.
   c)   Ich mache meinen Job, reicht das nicht?

Antworten:
1a, 2b, 3b, 4b, 5b, 6b

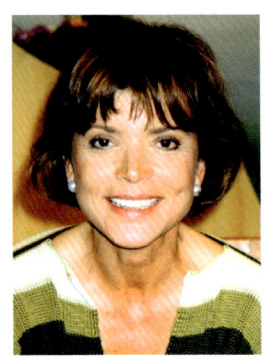

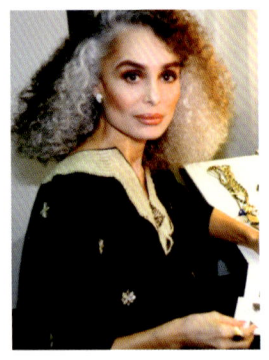

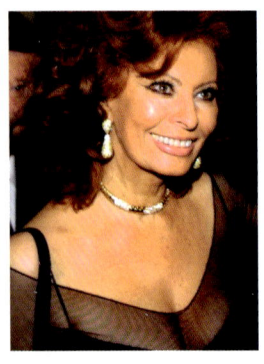

Die Schauspielerin Uschi Glas, die Sängerin Daliah Lavi und die italienische Diva Sophia Loren stehen für Charisma-Frauen und dabei spielt Alter überhaupt keine Rolle.

Wenn Sie drei oder weniger Antworten richtig hatten, möchten Sie keine Führungspersönlichkeit sein. Bei fünf oder mehr Punkten ist Ihre Ausstrahlung hoch. Sie sind auf dem Weg! Jeder kann durch einige Verhaltensweisen charismatischer Personen lernen, mehr Ausstrahlung zu bekommen.

Vereinfache und nutze plakative Bilder!

Charismatische Persönlichkeiten haben die bemerkenswerte Fähigkeit, komplexe Sachverhalte in einfache Botschaften zu übersetzen. Was ist ihr Geheimnis? Sie kommen mit anderen ins Gespräch und ins Geschäft, indem sie Bilder, Symbole, Metaphern und Vergleiche verwenden.

Verkläre das Risiko!

Menschen, die bereit sind, Verantwortung zu übernehmen, leiden nicht unter einem riskanten Weg, sondern genießen ihn. Sie sind Optimisten und fragen sich nicht pausenlos voller Angst: Was wird geschehen, wenn...? Ihre Sehnsucht: Sie wollen einfach etwas machen, Schwieriges durchstehen.

Bekämpfe den Status Quo!

Charismatiker sind Widerstandskämpfer gegen Konventionen. Nicht Rang, Status und makelloser Auftritt, sondern „Brain Power" und Durchsetzungskraft entscheiden.

Wähle den Blickwinkel des anderen!

Charismatische Menschen sind fähig, die Dinge aus dem Blickwinkel einer anderen Person zu sehen. Sie sind mitfühlende, empathische, gute Zuhörer.

Fordere und provoziere!

Menschen mit Führungsqualität stacheln an, fordern heraus. Sie haben eine eigene Meinung und können diese überzeugend vertreten.

Entwickle deinen eigenen Stil und stehe dazu!

Ein eigener Stil, ein eigener Kopf gehören dazu. Charismatiker haben ein unerschütterliches Selbstbewusstsein. Mit ihrem eigenen Stil kokettieren sie nicht, sondern tragen ihn ganz selbstverstädlich, von innen heraus – genau wie ihren Charakter. Sympathisch eben!

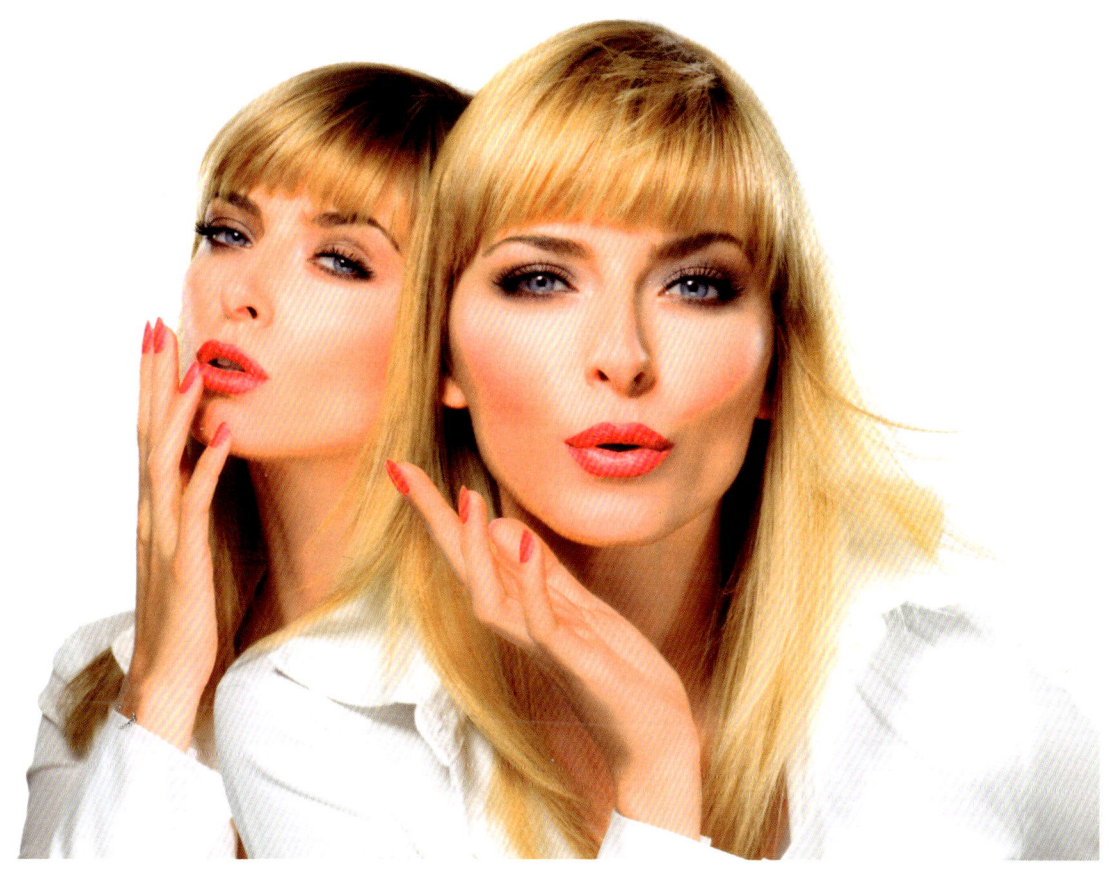

Jung, modern, sexy mit viel Charisma zeigt sich Starmodel Eva Padberg in der Lippenstift-Werbung „Shine Deluxe" von Astor.

Gleiches Recht für alle
Mann schminkt sich wie Frau

Es tut sich was in der S-Klasse, L-Klasse und A-Klasse (von Schwulen, Lesben und androgyner Mode), Mann drückt auf die Tube, Frau zeigt Muskeln. Ein Blick in den Badezimmerschrank eines schwulen Mannes offenbart es: Kosmetik ohne Ende. Das Töpfchen gegen Augenringe, die Gurkenmaske zum Anrühren. Vielleicht ein wenig zu viel Klischee. Fakt ist: Mann gibt viel Geld für Schönheit aus.

Über 60 Prozent der Männer (schwul und hetero) benutzen ein Marken-Aftershave, 39 Prozent greifen zu Cremes. Und zwölf Prozent haben Interesse an Make-up. Amerikanische Attraktivitätsforscher haben herausgefunden: Gepflegt wirkende, gut aussehende Männer verdienen ein Viertel mehr als ihre naturbelassenen Kollegen. Schwule wissen das ja schon lange. Doch auch viele Heteros kommen auf den Geschmack, aufgerüttelt von ihren Frauen und verführt von der Werbung. Schwule schick, Lesben ungeschminkt, Transvestiten tuntig?

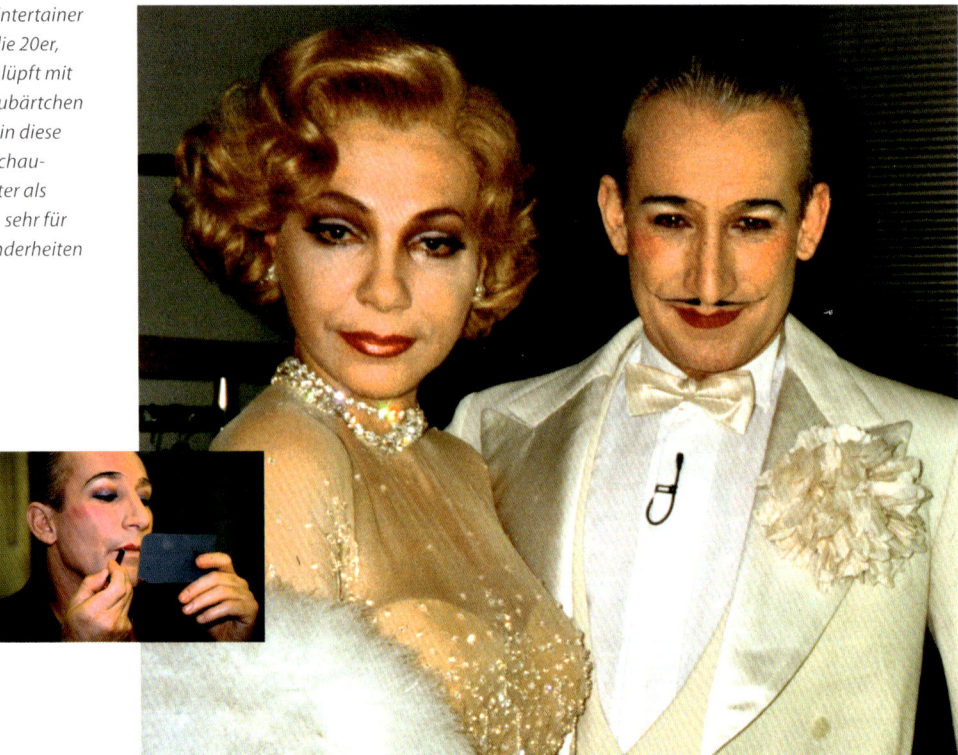

Der holländische Entertainer Robert Kreis liebt die 20er, 30er Jahre und schlüpft mit Lippenstift, Menjoubärtchen und Haarpomade in diese Zeit. Hier mit der Schauspielerin Judy Winter als „Marlene", die sich sehr für die Rechte von Minderheiten einsetzt.

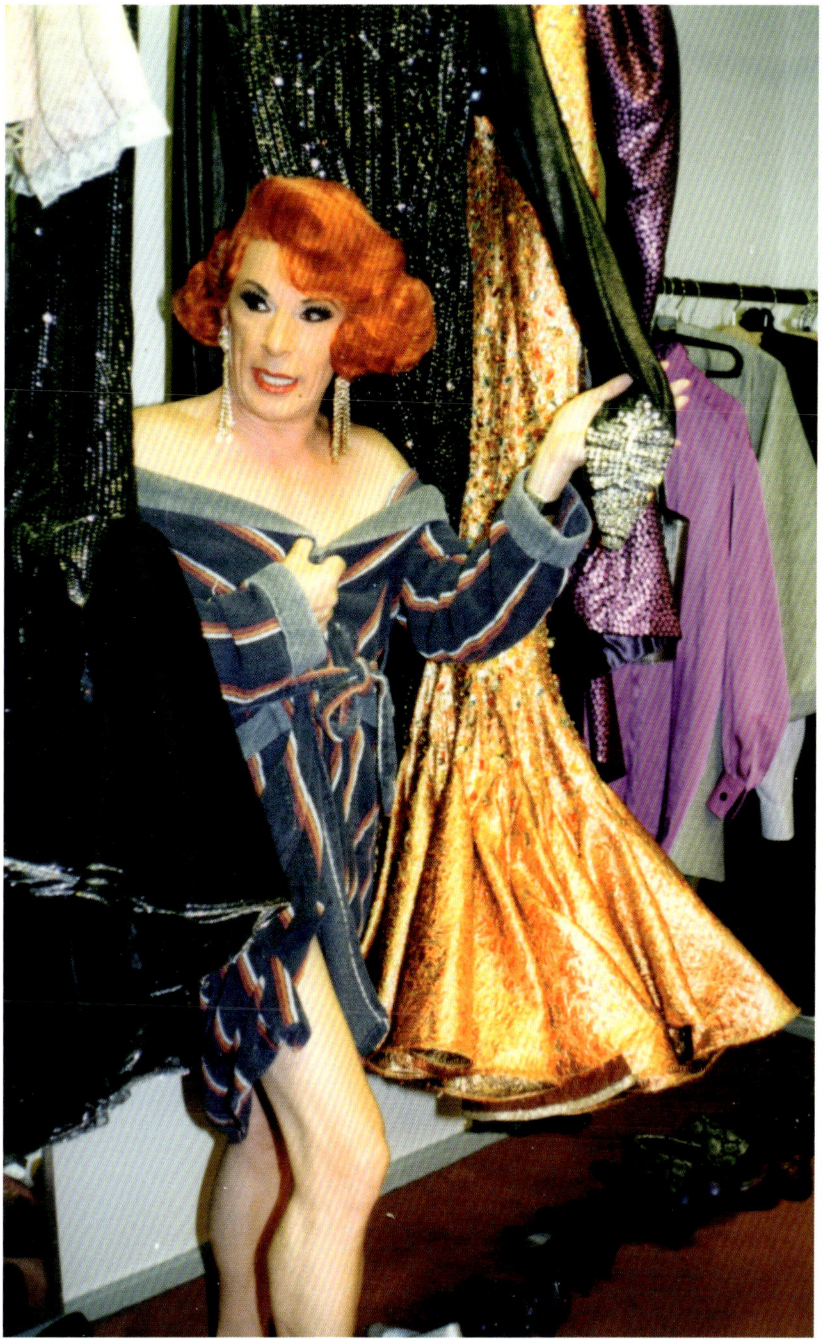

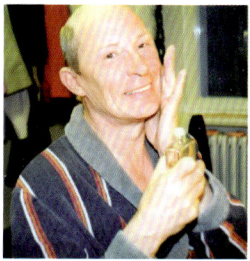

Vor dem Make-up kommt die Rasur.

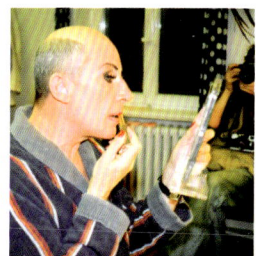

Make-up macht aus Helmut Baumann Zaza.

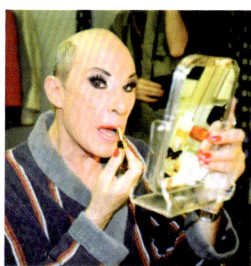

Ohne Lippenrot geht gar nichts.

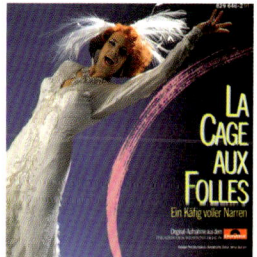

Voilá! Zaza ist auch auf dem CD-Cover perfekt!

Schauspieler und Regisseur Helmut Baumann in seiner Paraderolle als „Zaza" in dem Musical „La Cage Aux Folles" (Ein Käfig voller Narren). Hier wird deutlich, wie Lippenstift & Co. zaubern können.

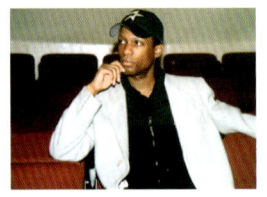
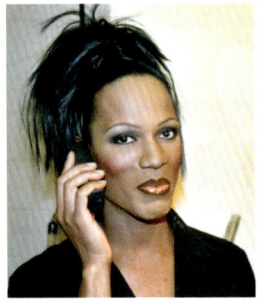
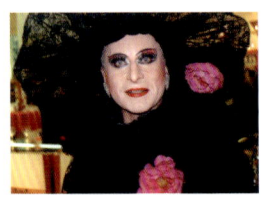
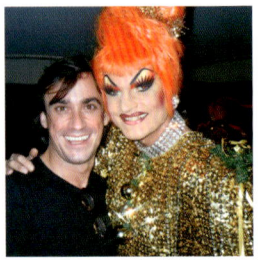

Dieses Klischee stimmt schon lange nicht mehr. „Queen"-Sänger Freddie Mercury und Mary, Romy Haag, Tokio Hotel, Maren Kroymann und Jodie Foster, Mel B, Ulrike Folkerts, Klaus Wowereit und Guido Westerwelle: Sie alle führten einen gepflegten Kampf gegen die (traditionelle) Rolle der Geschlechter.

Gleich und Gleich schminkt sich gern. Die Färbung und/oder farbliche Kennzeichnung der Haut ist zu allen Zeiten nicht ein Zeichen der Geschlechtlichkeit, sondern hauptsächlich eines der Zugehörigkeit zu einer ethnischen, religiösen, sozialen Gruppe. Die Kelten bzw. die Wikinger trugen bei ihren Kriegsschlachten auffällige Haut- und Körperfarbe, um die Gegner einzuschüchtern. Ebenso war das ein Phänomen bei den Indianern in Nordamerika, wie den Sioux und den Irokesen, oder in Mittel- und Südamerika, bei den Azteken oder den Mayas, wie auch bei den asiatischen Kriegsvölkern.

Kriegsschminke wird heutzutage vorwiegend zu Tarnzwecken benutzt. Und sogar im toughen Männersport gilt: Spieler von Rugby-Teams malen sich schwarze Balken unter die Augen, um gefährlicher auszusehen, und auch Wrestler bemalen ihren kompletten Körper mit Farbe.

Es ist immer wieder ein Phänomen, wie perfekt sich Männer mit Make-up in Frauen verwandeln können. Ganz oben: Shequida, die „Wunderstimme", einmal als Mann, einmal als Lady mit Make-up.
Darunter H. D. Kühn, die „Literarische Dame" und unten Olivia Jones, die „Promi-Drag-Queen", zusammen mit Schauspieler Claudio Maniscalco.

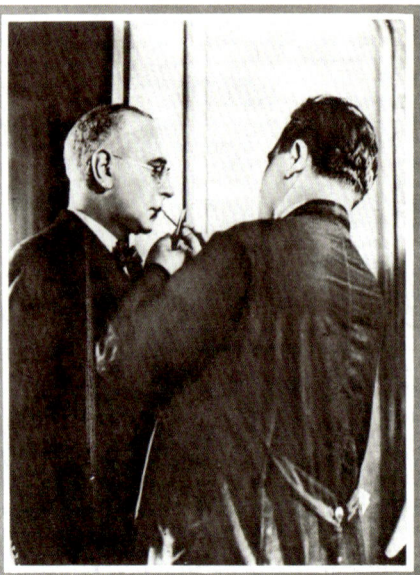

Bereits seit den 20er Jahren wurden auch den Herren bei Filmaufnahmen die Lippen geschminkt, wie hier Wilhelm Bendow.

Der Modehit: Mineral-Lippenstifte
Pflege – farbe – Sonnenschutz in einem

Sie ist lady-like, ihre Stimme hat ein unverwechselbares Timbre, sie ist Schauspielerin, Sängerin: Judy Winter (65). Herz und Verstand, gepaart mit Engagement, wie z. B. ihre Hilfe für AIDS-Kranke. Ihre patente Verlässlichkeit, in einer von Nutzen bestimmten Welt, macht nicht älter, sondern lebensklug und interessant. Über Beauty-Manager mit dem Slogan „Anti-Aging" lächelt sie nur fein: Mut für jede Lebensphase ist ihre Devise. Sie empfindet „Happy-Aging" als positive Antwort auf das Wort ANTI. Sie ist Befürworterin natürlicher Kosmetik.

Der Mensch benötigt für seinen Körperhaushalt Vitamine, Mineralien und Spurenelemente. Viele Kosmetikhersteller haben erkannt, dass auch äußerlich helfen kann, was innerlich dem Körper durch Nahrung zugeführt werden muss. Heute werden Lippenstifte, Puder und Make-up schon mit Mineralien versetzt, die obendrein Sonnenschutz (z. B. durch Titandioxyd) bieten, durch lichtreflektierende Pigmente wie Mica die Haut glatter und jünger aussehen lassen, während Zinkoxid beruhigend wirkt und Eisenoxid kleine Unebenheiten abdeckt.

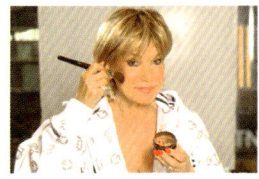

Für den Beruf, für Bühne und Fernshen gilt volles Make-up, aber privat verwendet die Schauspielerin nur Mineralpuder.

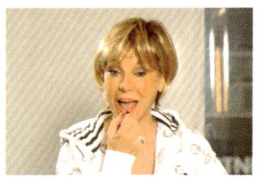

Judy Winter liebt es, ihre Lippen mit Farbe zu betonen. Je nach Anlass trägt sie den passenden (Mineral-) Lippenstift.

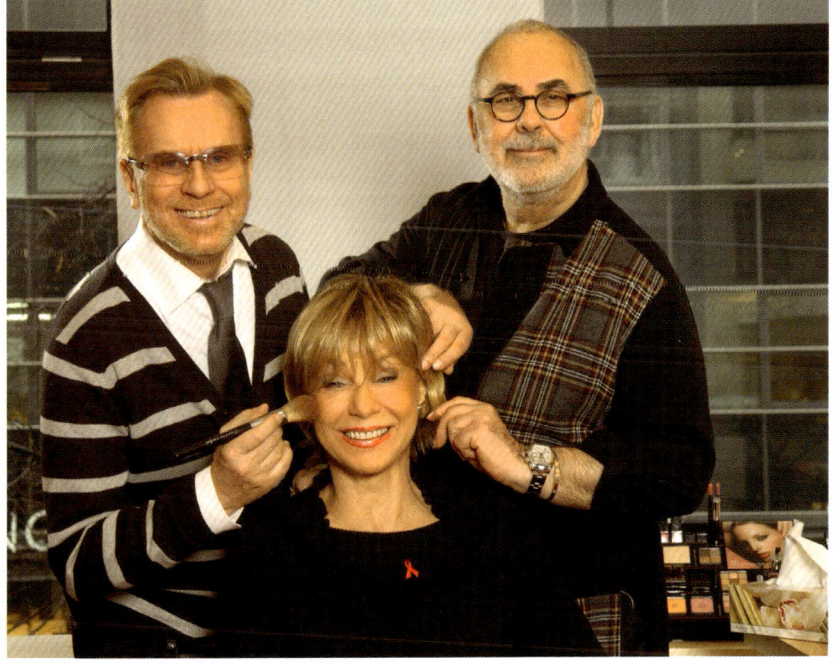

Mit ihren Freunden René Koch und dem Promi-Friseur Udo Walz fühlt sie sich in besten Händen: „Beide wissen, was ich will: ich selbst sein – Judy Winter".

Für die Stunden zu zweit...
So hält Ihr Styling für eine Nacht

Liebe, Lust, Leidenschaft – zärtliche, aufregende Stunden? Und das alles etwa mit Make-up im Bett? – klar, warum nicht! Allerdings gibt es dafür einige „Sonderregelungen", die ich Ihnen hier verraten möchte.

Enthaarung gewisser Körperstellen, daran scheiden sich die Geister. Fest steht, wer als Frau erkannt werden möchte, trägt keine Haare im Gesicht (kleine Härchen werden mit der Pinzette gezupft). Der „Damenbart" kann in einigen Sitzungen in einem Kosmetikstudio entfernt werden (oder die „Wolle" bei Männern auf Rücken, Brust, Bauch). Dafür sollte ein erfahrener Arzt und Laserspezialist aufgesucht werden. Achsel- und Beinbehaarung nicht rasieren (die Haare wachsen borstig nach). Verwenden Sie Enthaarungs-Schaum oder -Creme. Besser, wenn auch schmerzhaft: Warmwachs!

Den Intimbereich entweder ganz rasieren oder phantasievoll mit dem Lady-Rasierer ein Muster gestalten, z. B. Herz oder Pfeil. Ein Hauch Haar-Gel darüber, und das intime Dreieck schimmert im Dämmerlicht. Wer die natürliche Haarfarbe auch dort auffrischen möchte – nur zu! Verfahren Sie so, als wollten Sie Ihre Augenbrauen färben.

Statt eines normalen Make-ups empfehle ich eine Bräunungslotion, z. B. „Bronze de Luxe" oder Quickton von Egypt-wonder für Body und Face. Damit zaubern Sie schnell sexy Bräune von Kopf bis Fuß. Vorsicht bei rauen Körperstellen, da bräunt es intensiver, deshalb vorher mit Hautcreme einreiben.

Sie wollen ihm oder ihr beim ersten Mal den kleinen Makel noch nicht zeigen! Kein Problem: Für störende Hautunebenheiten, für Muttermale oder Narben empfehle ich Camouflage mit einer 30-prozentigen Pigmentierung; die Classic Camouflage bei größeren Hautanomalien mit über 50 Prozent Pigmentierung (zum Vergleich: Normales Make-up hat nur eine 10-prozentige Pigmentierung). Wichtig: Für die Haltbarkeit Fixierpuder/Spray als Abschluss auftragen.

Wimperntusche: Sie darf nicht nur wasserfest, sondern muss ebenfalls fett-fest sein. Tuschen Sie die Wimpern mehrmals, dazwischen abpudern.

Rouge: Nehmen Sie für das Dämmerlicht im Schlafzimmer kein braunes oder bläuliches Rot, sondern Pfirsich-Töne; sie machen jung. Je älter Sie sind, desto höher müssen Sie beim Rougieren ansetzen. Trick: Rougieren Sie von den Wangenknochen zu den Schläfen, nicht aber zur Gesichtsmitte hin.

Lippen: Ehrlich, den kussechten Lippenstift gibt es noch immer nicht, obwohl die neuen Long Lasting Lippenstifte sehr gut halten laut Stiftung Warentest. Aber ein Konturenstift hat – jedenfalls zunächst einmal – eine wunderbare Wirkung. Er lässt den Mund voll erscheinen. Oder Sie entscheiden sich für das Conture Make-up, um morgens perfekt aufzuwachen.

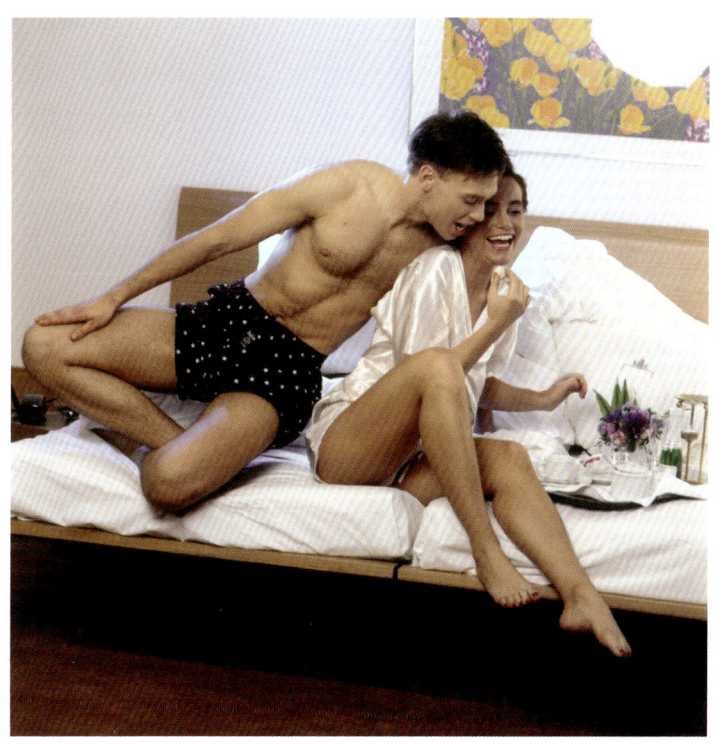

Schauspielerin Katja Bienert in der Rolle einer Verführerin.

Ich rate meinen jungen und älteren Klientinnen zu einem Permanent Make-up. Damit lassen sich heute von geschulten Kosmetikerinnen Augenbrauen, Lippen-Konturen und Lidstriche für Ober- und Unterlid tätowieren. Übrigens: Permanent Make-up macht sich auch gut, wenn Sie Sport treiben. Dann brauchen Sie nur einen getönten Pflegestift mit Sonnenschutz für die Lippen und ab geht es – ganz ungeschminkt.

Lippen-Conture Make-up im Trend
MORGENS PERFEKT AUFWACHEN

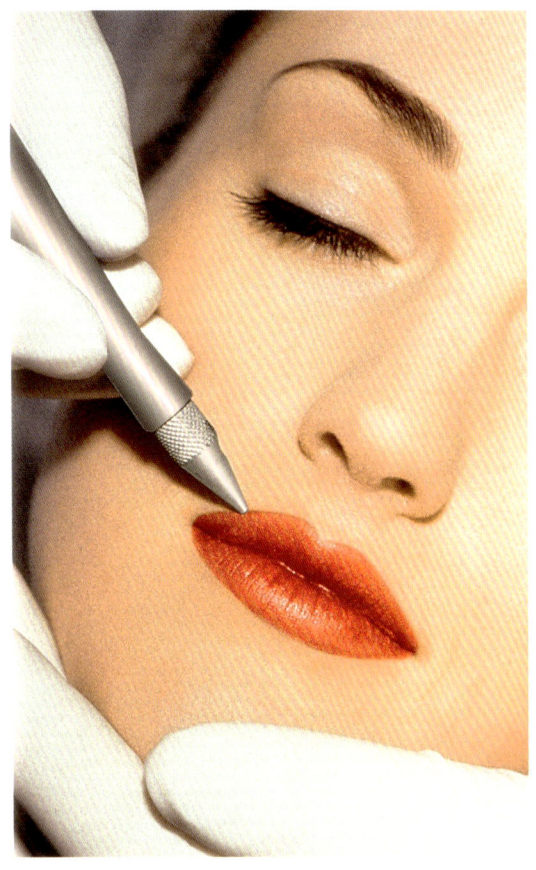

Die geschulte Linergistin setzt die exakten Konturen

Kein Nachzeichnen der Lippen mehr – nicht nach dem Essen, dem Sport, einem stürmischen Kuss oder einer langen Liebesnacht! Das gelingt mit einem lang anhaltenden perfekten „Conture Make-up" wie z. B. von Long-Time-Liner©.

Das „Conture Make-up" ist eine Schminkmethode für jede Altersgruppe. Sie hält über Jahre durch ihre dauerhafte Pigmentierung. Vor Beginn wird der typgerechte Farbton ausgewählt und vorgezeichnet. Danach wird die Farbe mit dem Feinst-Pigmentiergerät Conture 2000 implantiert. Eine Spezialität ist die „Lippenvollschattierung", bei der von der natürlichen Lippenfarbe bis zur Trendfarbe ausgewählt werden kann. Das Besondere: Auf Wunsch können die Lippen sogar durch eine entsprechende Farbschattierung optisch vergrößert werden. Zwar nicht so voll wie bei Angelina Jolie, aber ein schöner Kussmund wird es auf jeden Fall. Eine Verjüngung ohne Spritze und Skalpell wird mit einem pigmentierten Liplight erreicht. Damit kann auf geschickte Weise von Lippenfältchen abgelenkt werden. Seit zwanzig Jahren existiert diese sichere Methode bereits und immer mehr Frauen entscheiden sich dafür.

Übrigens: Nicht nur Lippenstiftkonturen lassen sich so optimieren, auch der Lidrand (oben und unten mit pigmentiertem Lidstrich oder die Augenbrauen mit feinen Härchenzeichnungen lassen sich wisch- und wasserfest machen. Verschmiertes Make-up ade!

Spot on! Klare Sicht im Dunkeln
Erster Lippenstift und Lippgloss mit LED-Licht

Kein Herunterklappen der Sonnenblende im Auto ist mehr notwendig, kein Suchen nach einem Spiegel in der Handtasche. Und der Gang ins Bad, um die Lippen nachzuziehen, ist auch überflüssig: Dank der neuen „Alessandro"-Lippenstifte und Lipglosse mit LED-Licht und Spiegel! Dieses Lippen-Novum halte ich für eine tolle Idee, denn „man sieht nur die im Lichte, die im Dunkeln sieht man nicht". Beim Design der neuen Lippenstift- und Lipgloss-Kollektion haben die Experten von „alessandro international" besonderen Wert auf eine verbraucherfreundliche Anwendung und auf eine intensiv pflegende Formulierung gelegt.

Die mit den Anti-Aging-Wirkstoffen Vitamin E und Hyaluron sowie einem UV-Schutz angereicherte Textur kann vorzeitiger Hautalterung entgegenwirken. Pflegendes Macadamiaöl sorgt für ultrazarte Lippen. Durch die Zugabe eines Minz-Extraktes erhalten Sie beim Auftragen den absoluten Frischekick, eine Art Booster-Effekt. Die Licht-Lipglosse und Lippenstifte gibt es in vielen modischen Farben im Handel.

Der neue Vamp: rote Lippen, rote Nägel, ausdrucksstarkes Augen-Make-up

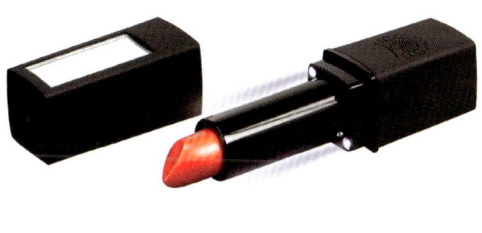
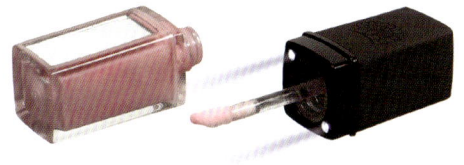

Lippenstift und Gloss mit Licht und Spiegel

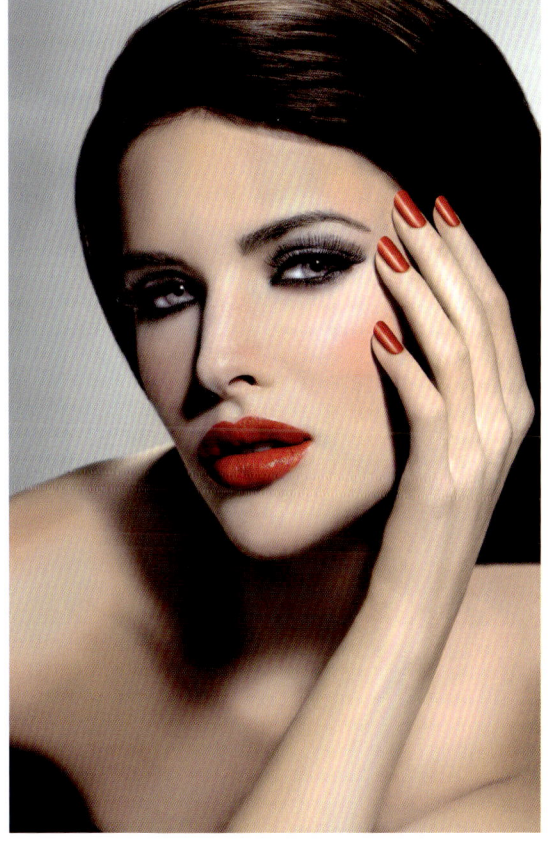

Mini-Make-up-Show
Kosmetik für die Kids

Auch auf Schönheitsprodukte für kleine und heranwachsende Mädchen hat sich die Kosmetikindustrie spezialisiert. Denn Medien und Spielbereiche haben Bedürfnisse bei den Jüngsten geweckt, zum Beispiel mit Barbie & Co, die den Kleinen ein Vorbild sind. Haben sich früher die Kleinen einmal im Spiel an den Schminktöpfen der Mama „vergriffen", gibt es heute Puppen zum An- und Ausziehen mit immer wieder neuen Outfits bis zur Abendgarderobe sowie den Schmink-Frisier- und Schmuckutensilien, und auch gleich für die Puppenmütter. „Lernspiele mit riskanter Langzeitwirkung" nennen bereits viele Mütter, Väter und Pädagogen diese Entwicklung. Sie plädieren für kindgerechte Wertevermittlung, noch bevor die Kleinen von dem riesigen Konsum-Markt der Möglichkeiten vom Styling bis zum Videospiel „erfasst" werden. Denn: Kinder, die zu früh auf ihr Äußeres getrimmt werden, verhalten sich später unsicher und fragen sich ständig: Bin ich beliebt, bin ich hübsch genug? Meine Kosmetik-Kollegen und ich raten: Nur zu besonderen Anlässen wie z. B. Geburtstagsfeten, Fasching, Sommerpartys, Halloween oder Schultheateraufführungen, aber nicht im Alltag sollte sich das Kind schminken. Sonst kann es schnell in eine Außenseiterposition in der Schule und bei den Freunden und Freundinnen geraten. Mütter sollten ihre etwas größeren Töchter an dezentes Schminken heranführen. Nehmen Sie Ihre ältere Tochter auch einmal mit zur Kosmetikerin: Sie wird ihr hilfreiche Tipps geben.

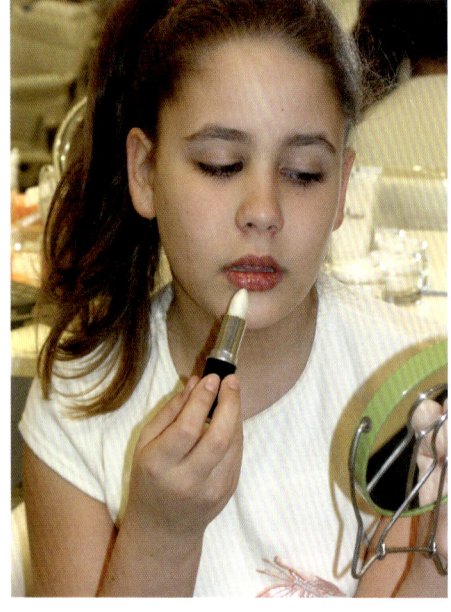

Lippenpflegestifte (auch getönt) gibt es jetzt für Mädchen ab 10 Jahren. Sie schützen die empfindliche Lippenhaut vor dem Austrocknen und sind deshalb ratsam.

Tipp: Stiftung Warentest: Keine „Spiel-Farben" ohne Inhaltsangabe (Billigimporte!), sie können die empfindliche Kinderhaut reizen!

Schön für den Chatroom
So erstrahlen Sie im richtigen Licht

Wirklich, das Leben schreibt die schönsten Geschichten. Bei der folgenden fühlte ich mich schon ein bisschen als Kuppler. Die junge Frau, inzwischen Stammkundin bei mir, schrieb mir zum Dank ihre "Märchen-Story" für mein Lippenstift-Buch auf:

*Plötzlich ist er da – nur einige Meter von mir entfernt. Der Zug auf dem Hauptbahnhof in Berlin fährt ein und mit ihm mein Liebesglück. Es ist Neujahrstag. Und gleich werden wir uns in die Arme fallen. Mein Online-Date und ich. Dabei hatten Michael und ich noch vor ein paar Stunden getrennt voneinander Silvester gefeiert. Mein Lippenstift blieb unberührt – und ich ging mal wieder ungeküsst ins neue Jahr. Dann haben wir beide spät bis in die Nacht miteinander am Telefon geschluchzt. "Wir müssen uns unbedingt sehen" stellten wir fest. Und nun sehen wir uns zum ersten Mal.
Das World Wide Web macht's möglich.*

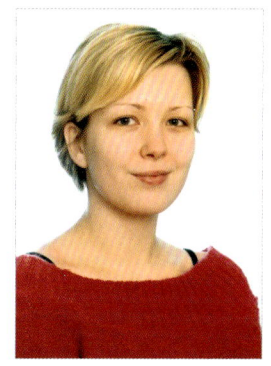

Ungeschminkte Gesichter wirken auf Fotos meistens nicht, deshalb rate ich zum Foto-Make-up. Ein Hauch Farbe macht's.

Auf der Suche nach dem gewünschten Partner verschaffte ich mir bei www.singleboersen-vergleich.de einen Überblick und suchte mir eine entsprechende heraus. Natürlich habe ich auch "die Marktlage gecheckt" – mit ein paar Clicks auf die Fotos der weiblichen Konkurrenz.

Wichtig war für mich das perfekte Outfit für das Fotoshooting, also ging ich zum Profi. Bei dir, René, war ich in den allerbesten Händen. Mit Profi-Make-up wurde mein Gesicht ebenmäßig schön. Da ich schöne Lippen habe, galt deine Devise: Lippen, Lippen und nochmals Lippen! Mit Konturenstift und einem schönen, warmen leuchtenden Rot, was meine vollen Lippen betonte, und einem Hauch von Gloss, was mein Lächeln noch mehr zum Strahlen brachte.

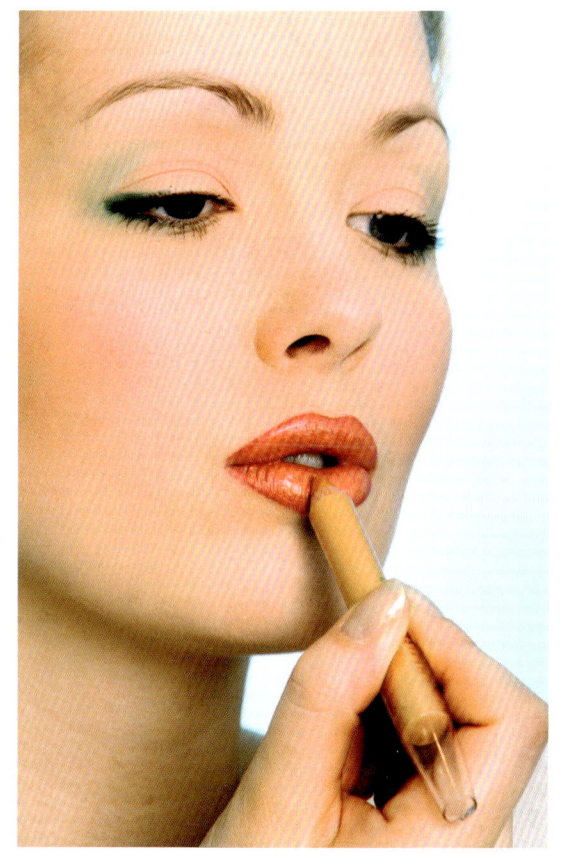

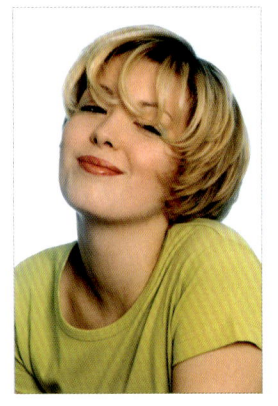

Mit etwas Lippenstift und einem freundlichen Lächeln wirkt jedes Foto sympathischer.

Mein Star-Foto schlug ein. Jetzt nur noch: Auswahl treffen und daten. Es gab viele Verabredungen, aber mehr nicht. Doch dann trat Michael in mein Online-Leben. Über ein Flirtportal. Wir haben uns gut verstanden. In Chats lernt man sich von innen nach außen kennen. Ich habe Micha durch die Anonymität näher an mich heran gelassen, als wenn wir uns offline begegnet wären.

Nun nach meiner einsamen Silvesterparty telefonierte ich mit Michael bis zum Morgengrauen. Auch er hatte Sehnsucht nach mir, wir verabredeten ein Treffen. Als er aus dem Zug ausstieg wusste ich – das ist er. Und sein Blick verriet mir: ich bin es. Ich war im gleichen Outfit wie auf dem Foto – mit dem gleichen roten Lippenstift – angeblich kussecht. Nach unserer ersten Umarmung blieb allerdings nicht viel davon übrig! Dafür blieb ER an mir haften, schon fast ein langes, glückliches Jahr.

Ob für Ihren Internet-Auftritt, für Ihr Bewerbungs- oder Passfoto, gebe ich Ihnen, liebe Leserin, einige goldene Make-up-Regeln.

Was muss ich für ein Foto-Make-up beachten?
Meine Tipps:

Eine Untersuchung ergab, dass ein Großteil der Single-Anzeigen im Netz ungünstige Fotos enthält. Auch Fotos für Bewerbungen und Ausweise aller Art sind oft nicht gut gelungen.

Keine Ausschnitte von schon vorhandenen Fotos verwenden, die zumeist unscharf werden.

Beim Make-up sollte auf alles verzichtet werden, was glänzt und glitzert. Das Licht wird sonst zu stark reflektiert. Auch Männer sollten zu dezentem Make-up bzw. Mineralpuder greifen, um Rötungen oder glänzende Stellen zu neutralisieren.

Dunkle Augenringe, Pickel usw. werden am besten mit einem Concealer verdeckt. Frauen sollten Eyeliner am Lidrand entlang auftragen, um das Auge optisch zu betonen, sowie auf dem Unterlid einen hellen Kajalstift verwenden.

Die Wimpern mit einem Wimpernformer nach oben biegen und dann zwei- bis dreimal kräftig tuschen. Je nach Typ in Schwarz, Braun oder extravagant in Dunkelblau.

Mit Rouge verleihen Sie dem Gesicht Frische und können die Wangenform modellieren. Ein dunklerer Ton lässt z. B. breite Unterkiefer optisch zurücktreten, gilt auch für die Nase, wenn man auf beiden Seiten ein etwas dunkleres Rouge aufträgt.

Der Lippenstift: bloß nicht zu dunkel, sonst sieht der Mund leicht älter und verkniffen aus. Zum Abschluß viel Lipgloss aufstreichen, das schmeichelt.

Und jetzt Action!
Setzen Sie sich seitlich leicht gedreht auf einen hohen Stuhl. Dadurch werden Sie gezwungen, den Rücken gerade zu halten. Auch im Stehen sollten Sie Schulter oder Hüfte etwas zur Seite drehen und die Arme leicht anwinkeln. Und nun bitte lächeln. Neigen Sie den Kopf leicht zur Seite, strecken Sie das Kinn etwas nach vorn, den Blick fest in die Kamera gerichtet und ein bißchen lächeln. Klick, und fertig ist das Chatroom-Foto.

Der sinnlichste Siegeszug um die Welt
Lipstick, Make-up und Body Painting

Das Bemalen des Gesichtes, des Körpers, vor allem der Lippen, gibt es in der Menschheitsgeschichte schon seit Urzeiten. Trotz der moralischen und politischen Verbote in der Vergangenheit hat sich der Lippenstift als sinnlicher und entwaffnender Siegeszug vor allem nach der Globalisierung der letzten beiden Jahrzehnte durchgesetzt.

Selbst in den entlegensten Winkeln der Erde gibt es einheimische Manufakturen, die den Winzling einfach und preiswert herstellen, oder er wird luxuriös ausgestattet importiert. Und auch das Body-Painting, hervorgegangen aus der Tradition der Kriegsbemalung, hat sich sogar eine jährliche Veranstaltung erobert, mit einer Weltmeisterschaft der Körperkünstler.

Viele meiner Freunde haben mir immer wieder von ihren Reisen Lippenstifte, Farben und Make-up-Zubehör mitgebracht. Außerdem ist Berlin, meine Wahlheimat, so oft Tournee-Station für Künstler aus aller Welt, die ich getroffen, besucht und fotografiert habe. Kommen Sie mit auf den bunten Trip rund um die Welt, denn rote Lippen küsst man überall gerne.

Japan: Geisha

China: Künstler der Pekingoper

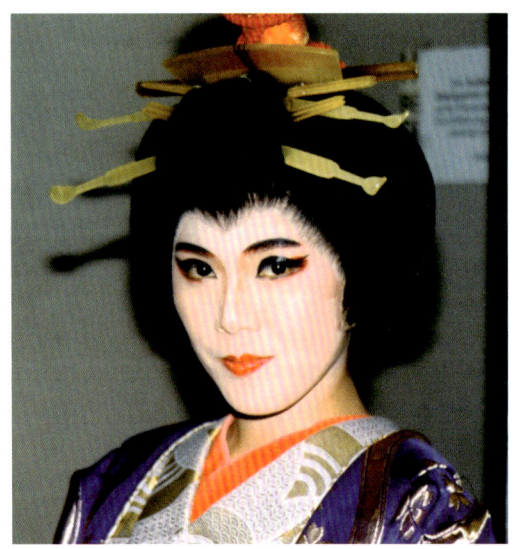
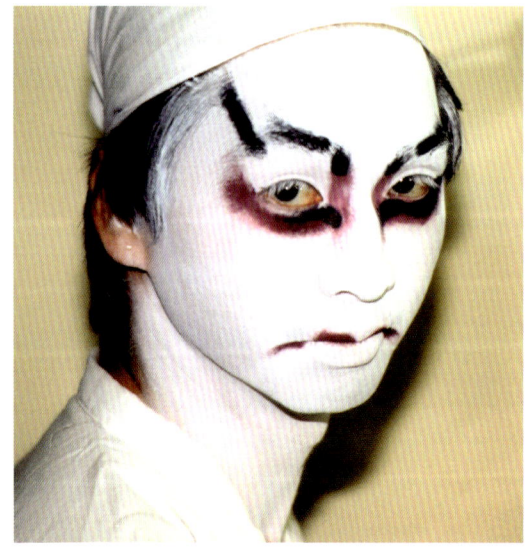

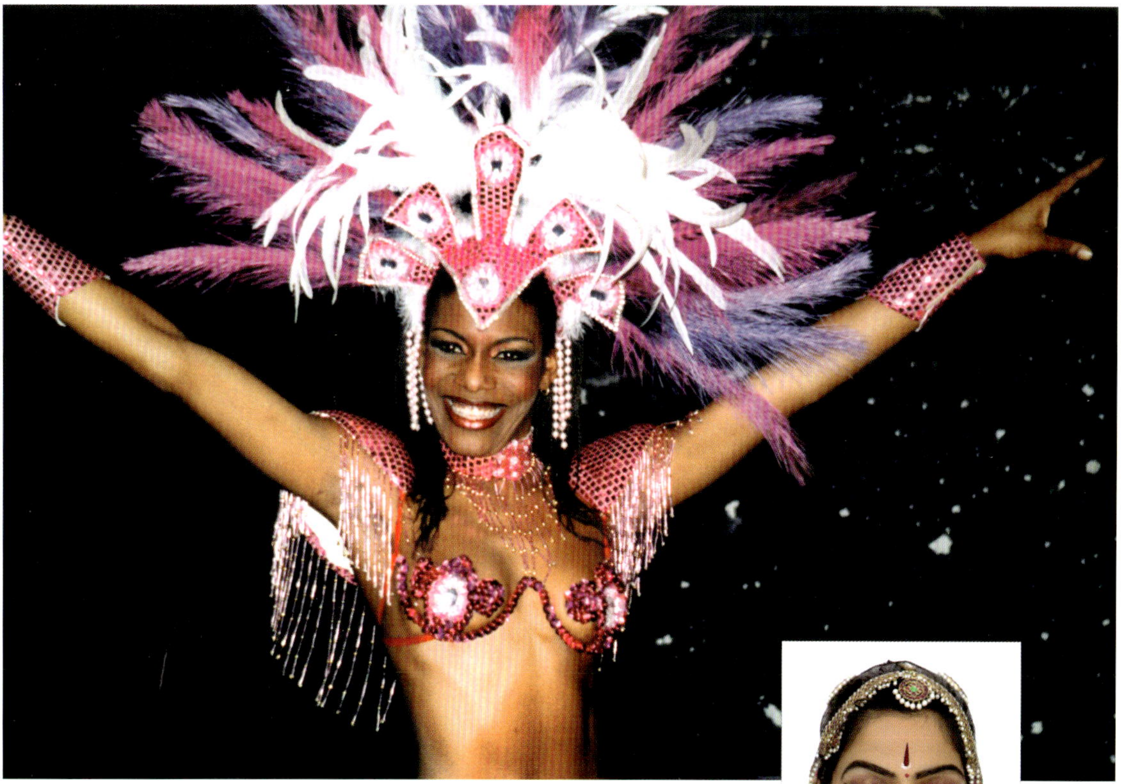

Südamerika: Farbenpracht ist angesagt

Indien: Bollywood

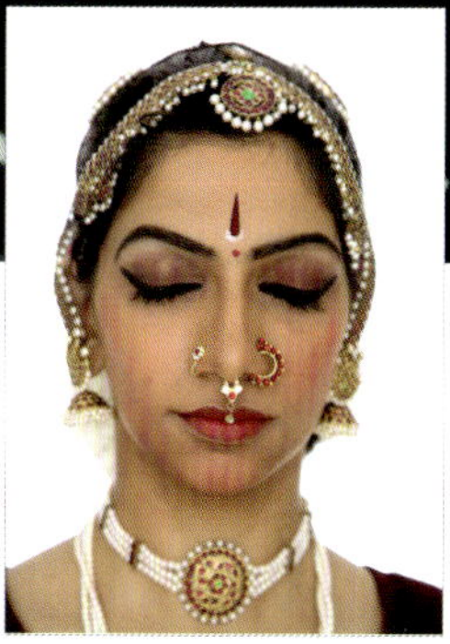

Afrika: Beduinenfrau

Südostasien: Hochzeits-Make-up

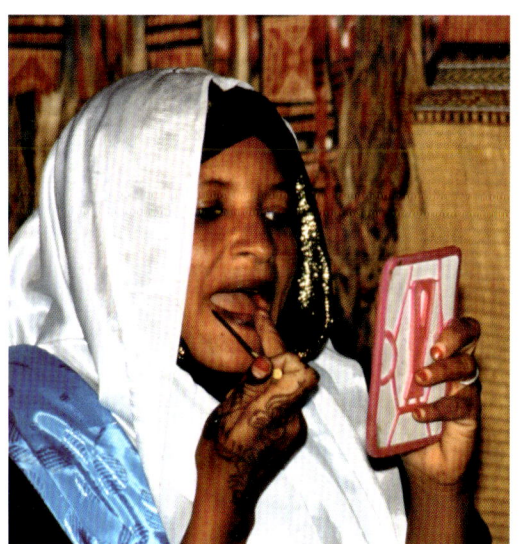

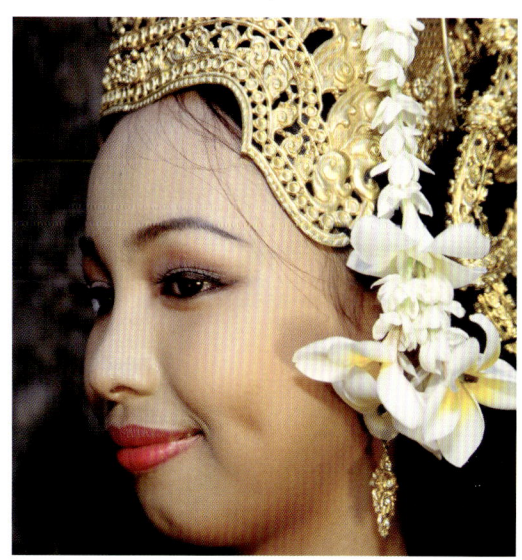

Nachwort

Mit der „Liebe per Maus-Klick" sind wir angelangt im neuen Jahrtausend. Die Welt hat sich verändert und wir uns mit ihr. Die Chronologie des Lippenstiftes kann natürlich nicht gemessen werden an der großen Weltgeschichte und ihren Dramen der vergangenen Jahrzehnte von 1883 bis heute. Doch der kleine Winzling steht auch für die privaten Hoffnungen und Sehnsüchte im Wechsel der Zeiten. Denn „Lucky Lips" ist wie eine Welt umspannende Metapher für die ewige Suche nach dem Du, dem Wunsch, sich schön und attraktiv zu machen – für den anderen und manchmal auch für sich.

Schminken ja oder nein sind nach unserem heutigen Verständnis reine Geschmacksfragen. Jedoch in sittenstrengen Zeiten, in Diktaturen, ob unter den Nazis oder in der Stalin-Ära, in der grau-grün uniformierten Kulturrevolution Chinas, in Nordkorea, in Südostasien unter der Schreckensherrschaft von Pol Pot gab es die Schminkverbote. Aber der Stift wurde auch bewusst eingesetzt, um Protest zu demonstrieren, wie z. B. von den Suffragetten in London bei ihrem Kampf für Gleichberechtigung. Oder er wurde bewusst verschmäht von Frauen, die gemeinsam mit Männern für Frieden und gegen atomare Aufrüstung eintraten.

Heute ist der Lippenstift die Nummer Eins im Ranking einer weltweiten Kosmetikindustrie. Ich habe versucht, Ihnen, liebe Leserinnen – und auch liebe Leser, in diesem Buch etwas von den Erfahrungen und Kenntnissen aus meinem langen Berufsleben rund um die Lucky Lips zu vermitteln. Meine Lippenstifte wandern um die Welt! Wenn Sie mehr darüber erfahren wollen: www.lippenstiftmuseum.de.

Ich freue mich auf Sie ...

Ihr René Koch

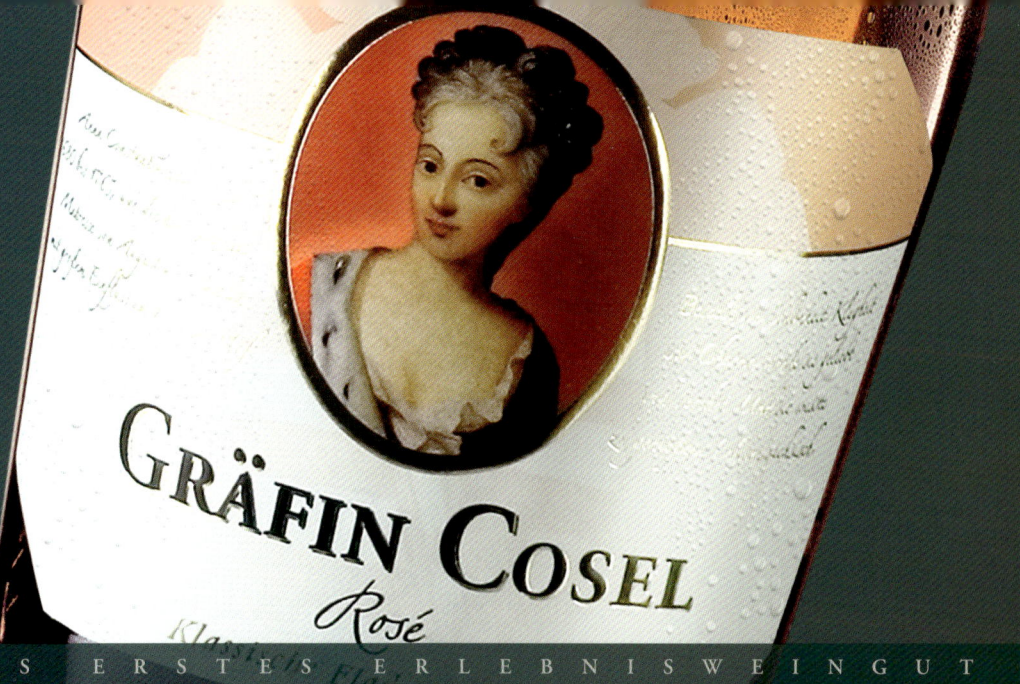

EUROPAS ERSTES ERLEBNISWEINGUT

Gräfin Cosel – eine Rarität aus Sachsen.

Verführung in Rosé.

Sachsens älteste Sektmanufaktur Schloss Wackerbarth vermählt ausgewählte sächsische Rotweintrauben zu höchstem Genuss. Viele Monate reift der Wein in der Flasche und wird anschließend vier Wochen lang von Hand gerüttelt. So entfalten sich Kirsch- und Beerenaromen, ein leuchtendes Rosé und die feine Perlage – ein Genuss, wie ihn Gräfin Cosel liebte: erlesen sächsisch.

Ein erlesener Genuss.

Diesen einmaligen Rosé-Sekt hat der Kellermeister von Schloss Wackerbarth als Hommage an die betörende Schönheit und den verführerischen Charme der Gräfin Anna Constantia von Cosel kreiert. In der edlen und auffälligen Geschenkverpackung ist dieser erlesene Sekt ein prickelnder Genuss.

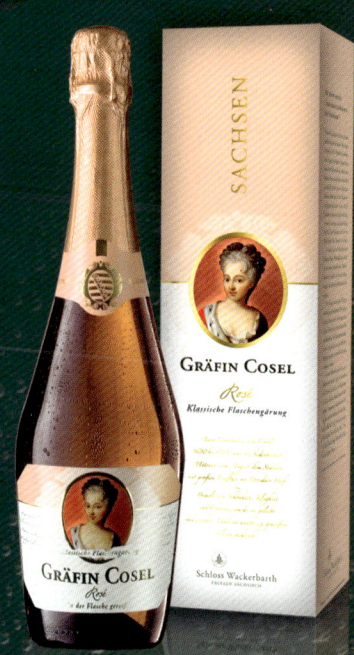

markenteam

Schloss Wackerbarth
ERLESEN SÄCHSISCH

Sächsische Staatsweingut GmbH · Wackerbarthstraße 1 · 01445 Radebeul · Tel. 03 51.89 55-0 · Fax 03 51.89 55-250 · www.schloss-wackerbarth.de

René Koch
ÜBER DEN AUTOR

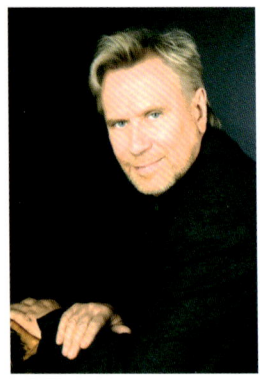

René Koch ist einer der berühmtesten Visagisten Deutschlands. Sein „Beauty-Reich" regiert der Wahlberliner aus der deutschen Hauptstadt.

René wurde in Heidelberg geboren. 1963 zog es ihn nach Berlin. Er jobbte, verdiente sich sein Geld für eine fundierte Kosmetikausbildung und wurde bald danach Chefvisagist bei „Charles of the Ritz", später bei „Yves St. Laurent". Seine Stationen: Berlin, Paris, London, New York.

1986 erhielt er vom Bundesverband Deutscher Kosmetikerinnen den „Cosmetic Oscar" und 2000 die Asta-Poppelsdorff-Medaille für seine Verdienste in der Kosmetik. Er setzte sich schon frühzeitig für eine qualifizierte Ausbildung für Kosmetikerinnen ein.

1996 gründete er den Arbeitskreis „Camouflage e.V.", um Menschen mit schweren Hautschäden – angeboren oder erworben durch Krankheit oder Unfälle – zu helfen. Sein Engagement wurde 2003 mit dem Verdienstkreuz des Verdienstordens der Bundesrepublik Deutschland gewürdigt.

Er publizierte Bücher, wie „Schön wie die Nacht", „Sternstunden der Schönheit" (a-verbal Verlag) und „Camouflage – Make-up für die Seele", „Mann, bist du schön", „Löffeln Sie sich fit und schön – frisch, jung und faltenfrei mit der Löffelmassage" (alle im Verlag Gesundheit, Ullstein). Die Mondbücher „Luna Beauty" und „Luna Feeling" erschienen im Heyne Verlag.

Für seine Spürnase für Make-up-Trends erhielt er 2003 auf der „Cosmetica" die Goldene Maske. 2005 dann setzte er einen jährlichen Preis aus für junge Visagisten, die „Newcomer". René Koch gehört heute auch zum Fachbeirat der Stiftung Warentest für dekorative Kosmetik.

Seine regelmäßige Beauty-Sendung kommt aus Leipzig: „Fit und fesch" (MDR). Außerdem ist er regelmäßig mit einer eigenen Produktserie im Homeshopping Sender HSE 24 vertreten.